PATIENTS
ZÉRO

零号病人

〔法〕吕克·佩里诺 著

Luc Perino

唐恬恬 译

上海文艺出版社
Shanghai Literature & Art Publishing House

致谢

特别感谢 Jean-Marc Lévy-Leblond 和 Bruno Auerbach，他们一开始就对本书充满信心，并帮助我完成了创作。

目　录

前言

有很长一段时间，医学一直被视为哲学和解剖学的结晶。所有追溯医学历史的书籍都会从叙述人体功能障碍的哲学概念开始：古罗马的四种体液，中国的阴与阳，印度阿育吠陀的三种能量；然后讲述解剖术的缓慢推进和生理学冗长的发展道路。但是，无论哲学家还是解剖学家都没能给治疗带来进步，他们思想和实践的核心始终远离患者。医学理论和诊断所用的辞藻华丽而晦涩，但是治疗却从未达到学术论述的高度。一直到十九世纪，治疗仍然是凭直觉和经验行事，由一些既未撰写过书籍又未曾发表过理论的匠人实施。

现代医学在医者和患者的有效互动中诞生。尽管如此，历史学家仍然只讲述与医者及其思想、方法有关的故事，而忽略了病人。然而，那些执拗又耐心地在乡村医院、临床课堂、检查室或诊疗室向医生展示自己身体、陈述自己症状的人对医学发展也做出了巨大的贡献。我们无法向助力安布鲁瓦兹·巴雷（Ambroise Paré）[1] 开发血管结扎术替代截肢烧灼止血的数百名无名军卒——表达敬意。我们永远不会认识从吉罗拉摩·弗拉卡斯托罗（Girolamo Fracastoro）[2] 提出首个传染病理论到路易·巴斯德（Louis Pasteur）获得微生物证据这三百多年死于传染病的数以百万计的死者。没有医生会去统计被当成女巫活活烧死的癔症患者数量。但是我们可以去关注那些为数不多的、其独特故事和身份至今可查的患者，他们为治疗进步所做的贡献与他们名望不一的医生不相上下。他们真实存在或臆想的障碍、病痛、苦楚开创了新的诊断和疗法，动摇了某些医学理论，提供了新的治疗视角，纠正了医生的错误或拷问他们的成见。他们有的奇迹般病愈，有的充当了实验品和殉难者，有时还不幸沦为医生的骄傲或贪婪的牺牲品。

我写这本书是想还他们一个公道。本书各章串就一部另类的医学史，颠倒了通常的角色安排，小人物和无名氏取代了名流和英雄。这些反写的故事汇集在一起，不啻是对医生哲学家乔治·冈吉莱姆（Georges Canguilhem）[3] 所言的生动诠释，他曾这样写道："之所以今天的医生对疾病的认知能预防患者经历疾病，是因为过去患者的患病经历激发并召唤了对疾病的认识。因此这是一个永远的规律，至少目前还是事实：是因为有人觉得自己生病

---

[1] 约 1510—1590，文艺复兴时期法国名医，被誉为现代外科学之父。——译注
[2] 1478—1553，意大利内科医生、学者，第一个提出了传染病由不可见的病原体传播的科学假设。——译注
[3] 1904—1995，法国二十世纪重要思想家，认识论与科学哲学家。下文提到的 *Le Normal et le Pathologique*（《常态与病态》）是他的代表作。——译注

才诞生了医学，而不是因为有了医生，人们才知道自己生病。"①

传染病学将引发一场流行病的病人称为"指示病例"或"零号病人"。越来越精细的微生物研究和病毒追溯让我们有时候能找到此人。例如，在 2003 年香港的 SARS 疫情中，只花了几个月的时间就追溯到了当地的第一位病人。"零号病人"这个术语已经约定俗成，之所以不用"一号病人"，是因为这第一位病人并不总是一位患者，尤其是在传染病领域。不过我们会看到，在其他一些情况下也会出现这种局面。如此区分病人和患者可能令读者惊讶；但本书里的几个故事将证明这样做是恰当的。患者是在身体上感受到一种疾病症状的个体，病人却可以是一个或许从未体验过某种疾病哪怕最微小的症状的医疗对象。幽默一点的话，我们可以这样说：有疾病构成的流行病，也有诊断构成的流行病。但我要严肃地补充一点，这两者之间并不总是存在关联或因果关系。

我明知故犯地将"零号病人"这一概念滥用到医学的各个其他领域，外科学、精神病学和药理学等。因为所有专科的诊断和治疗的发展道路都相当曲折，都充斥着有时不自知的患者和不得重视的病人。自由使用这一概念，使我得以在同一思考框架之下处理一些极为多样的案例：验证了一种假说的路易和启发了上百种假说的麦基太太；导致"疾病流行病"的玛丽和加埃唐，与开启了"诊断流行病"的奥古斯特；考验了基因学家耐心的恩莎和引发他们狂热的乔瓦尼；对医学贡献巨大的海瑞塔和让医生晕头

① 乔治·冈吉莱姆，*Le Normal et le Pathologique*, PUF,《Quadrige》, Paris, 1994［1966］, p. 53。

转向的奥古斯蒂娜；重伤幸存但余生坎坷的菲尼亚斯和幸运的
"小白鼠"亨利；非法盈利的无辜受害者格雷戈尔和饱受愚蠢医
生折磨的大卫。另一些案例不是揭露了根本性的错误或真相，就
是助力命名了真实或虚拟的疾病，开启了临床科学的重大篇章或
为另一些过时的篇章彻底画上句号。

有的名字大家耳熟能详，如约瑟夫·梅斯特或菲尼亚斯·盖
奇；有的则被遗忘，如塞尔玛、海瑞塔和蒂莫西。有几个女病人
和男病人只以他们名姓的首字母或为遵守医学保密原则而起的假
名而为人所知，我给某几位取了名字，把他们从无关紧要的配角
升格为活生生的病人。在讲述这些充满传奇色彩的故事时，我尽
力让自己保持客观，并不是我担心违背历史真相，而是因为故事
本身已经足够离奇，不需要任何编造。我按照年代顺序编排这些
章节，以尽可能贴合医学思想及其所处社会环境的演变。这些故
事有的只持续了几个月，有的跨越一生，还有的则是在数代人身
上展开，比如波马雷利家族的故事。

这本书的首要目的是纪念这些或温顺或叛逆、或轻信或多疑
的病人，他们对生物医学的发展做出了不可磨灭的贡献。但我忍
不住要借题发挥，利用他们来延伸我对医学技术及其误区、对日
益扩张的健康产业市场的思考。他们曾经是医学的小白鼠，现在
又成了我关于诊断和治疗的认识论的小白鼠。借助他们，我得以
对医学的某些偏差发泄我的"医学情绪"，这些偏差一直存在，
但任凭人们念经般地呼吁遵守医学伦理，始终无法阻止它们
肆虐。

要把那些未得到透彻理解、被情感扭曲或被商业误导的医学
课题向大众普及清楚是一项无尽的工作，我这本书不过是"蜂鸟

的分内事"①。对我这样的执业医生来说，发现书中这些"病例"为我提供了一个从病人角度看待问题的机会。反过来，我的讲述是送给我自己的病人的一份谢礼，他们教会了我许多。我一直觉得，他们对我的信赖远远超过了我的知识水平，也超出了导师们对我的信赖。

___

① 有一个蜂鸟灭火的故事。蜂鸟从池塘里含上一口水然后吐在熊熊燃烧的森林大火上，人类和其他动物说它这样做毫无用处，蜂鸟回答说它只是在做自己分内的事。

1. 丹丹

他已经在比塞特尔医院待了二十多个年头，所有人都认识他。初来时，医生和住院医就给他取了一个绰号叫"丹"，因为他的全部口头表达仅限于这唯一的一个音节。厨师、担架员、秘书等人根据自己想要表达的尊重程度来称呼他"丹"或者"丹先生"。护士们则更亲切地唤他"丹丹"。没有人知道他的真实姓名。1840 年，他因癫痫住院，时年三十岁。当时癫痫仍被认为是精神错乱，而他又无法回答任何问题，被认为智力低下，于是住进了精神科病房。

"你叫什么名字?"

"丹丹。"

"你住在哪儿?"

"丹丹。"

"你不舒服吗？"

"丹丹。"

然而与其他粗暴的病友不同的是，丹丹似乎能理解别人向他讲述的所有事情，而且明显表现出认真回应的意愿。感觉他非常努力，但很不幸，即便他竭尽所能，还是只能发出他特有的"丹丹"声。每当这个时候，他就露出或是无奈或是恼火的表情。他的其他行为与正常人无异，所以有些人看到他被关在精神病房觉得非常惊讶。不过当时人们还不大在意住院成本，对精神病院滥收滥治也漠不关心。入院约十二年后，丹丹的身体右侧开始偏瘫，并且日益恶化。所有迹象表明，他再也不可能离开精神病院了。终其一生，他将是一个温顺的病人，没有名字，没有未来，诊断不明，未受治疗，既是无知的受害者，又是法定同情的受益者。

但是，丹丹是有真实姓名的，入院第一天就登记到了他的病历上。他叫路易·维克多·勒博尔涅（Louis Victor Leborgne）。对于说话结巴的人来说不存在完美的名字。他有一份正经的职业，他是制楦匠——这是一个为鞋帽生产者制作木制模具的行当。

后来有一天，他患上了坏疽病。终于有了一种能叫得出名称的疾病，可以试着治疗了。当时抗生素尚未问世，但仍然有相应的对策：消毒，缠绷带，或者在最坏的情况下，将坏肢切除。不过丹丹的病情真的非常严重……

某位既是人类学家又是外科医生的保尔·布洛卡（Paul Broca）教授将丹丹转移到了他的科室。人类学和手术刀的结合会让今天的我们感到惊讶。但在那时，医生的思想和双手是同步塑造而成的，活跃的认知和灵巧的手指相辅相成，相互促进。医疗行为源自对人类的认识，也以人体为首要目标；这种功利哲学还没有被超级专业化所改变。

保尔·布洛卡对骨髓、脊髓、先天畸形、坏疽、梅毒、野兔和家兔间的杂交，以及新石器时代的环钻术都感兴趣。这位涉猎广泛的实用主义者那时就已发现有些癌症通过静脉扩散，他还发现了肌病的肌源性成因。彼时，布洛卡对大脑和言语机制尚未产生兴趣，丹丹将为他打开这扇新的大门。布洛卡具有十九世纪下半叶这个迷人年代的典型特点，他正处于知识的十字路口。这位教授，这位人文主义者，尽管经验丰富、求知若渴，却没能治愈丹丹的坏疽。几天后的 1861 年 4 月 17 日，丹丹去世，享年五十一岁。

无法治愈，医学尝试至少去理解。当时，尸检是诊断的捷径——这就是临床解剖学方法。医生在尸体上寻找能够解释死者生前症状的病变。这对病人固然于事无补，科学却可能大有收获。丹丹死后次日，布洛卡就解剖了他的大脑，发现其左额叶上有一处梅毒病变，确切地说位于第三额回。他立即将此与病人无法正常表达联系起来。

长期以来，人们一直认为大脑左半球占据优势地位。一些解剖学家此前已经提出，言语中枢应该位于大脑左侧。布洛卡也这样认为，但是科学需要证据。丹丹就是活生生的证据——抱歉，是死证。布洛卡立即断定自己找到了主管言语的大脑区域。解剖当天，1861 年 4 月 18 日，他就向巴黎人类学会的学者展示了自己的发现。该学会是他自己于几年前创立的，他避开教会和帝国的耳目——他们并不乐见有人把一团脑部组织奉为无形和不灭的灵魂之所在——在这里保存了大量的头骨和大脑标本。

　　布洛卡毫不费力就说服了他的同仁，他的姓氏随即被载入医学思想史。几个月后，他在说服解剖学家时费了点力气。但很快，勒博尔涅先生的第三额回就被命名为布洛卡区。这个名称听起来比"丹丹区"要好，而要是以勒博尔涅之名命名一个言语区，也会十分好笑①。但做出这一选择的真正原因并不在此，而是基于医学史上的惯例——医生获得荣誉，患者默默无闻。布洛卡将丹丹的语言障碍命名为失语症（aphémie），并如此描述失语症患者："他们丧失的并非［……］语言能力，亦非对词语的记忆，也不是主导发音的神经和肌肉的功能，而是［……］协调言讲功能的专有运动的能力［……］。"②

　　布洛卡采用的单词 aphémie 最终被调整为 aphasie。此后又陆续发现了新的与言讲有关的大脑区域，并为影像学所证实。毫无疑问，路易·维克多·勒博尔涅左脑第三额回促成了大脑功能模块化观念的诞生。

　　如今唯一可资纪念丹丹的事，就是到杜普伊特伦博物馆（Musée Dupuytren）去瞻仰他的大脑，它在那里的某个架子上已经静静摆放了一百五十年。

---

① Leborgne 这个姓拆开成 le borgne 在法语中是独眼龙的意思。——译注
② 保尔·布洛卡，《关于言讲功能区的思考，附一例失语症（言语丧失）病例》［«Remarques sur le siège de la faculté du langage articulé, suivies d'une observation d'aphémie（perte de la parole）», *Bulletins de la Société anatomique de Paris*, vol. 36, août 1861, p. 333］。

2. 麻醉的零号病人

医学取得的实质性进步可以概括为疫苗、剖腹产、麻醉和吗啡这四项。正是因为它们，人类有质量的生存年限才能大幅增长。疫苗减轻了寄生压力对人类的影响，剖腹产缓解了人类双足行走给生育带来的不便，[①] 麻醉让躯体修复成为可能，吗啡缓解了临终时的痛苦。事实上，如果没有麻醉，剖腹产根本就不可能位列其中。在麻醉术发明之前，所有接受剖腹产的女人都命丧黄泉。另外，整个外科此前都是剃头匠的工作范围。正是借助于伟大的麻醉术，才诞生了消除跛行、避免肠梗阻或腹膜炎致人死亡，以及开展移植手术的现代医学外科。然而，这项技术曲折生动的历史却是由无赖、游乐业者和拔牙人（麻醉术让他们升级为

———————————————

① 双足行走改变了女性的骨盆，而我们的大脑袋被认为是难产的根源。

牙科医生）共同书写的。

1844年底，美国康涅狄格州哈特福德市的街头出现了一张字体硕大的海报："12月10日，星期二，笑气大师科尔顿教授将在联合大厅举行大型笑气演示活动。届时将提供40加仑气体给想要尝试的观众使用。这种气体会让人想笑，想唱歌，想跳舞或者想打架，情况因人而异。一切都会在确保安全的情况下进行。我们只欢迎谦谦君子，而非行为放纵的粗鄙之人。"提及可能招致放纵行为是一种近乎赤裸裸的吸引观众的方法；这种"含蓄"的广告总能获得回报。海报不加掩饰地继续招揽顾客："所有试过一次的人都会想来第二次，无一例外。所有言辞都不足以描述这种感觉。"为什么要在残酷的现实生活中拒绝这种不可多得的快乐呢？海报除了图文不符，并没有什么特别，因为虽然声明只接受绅士，漫画展示的却是一个衣衫不整的丰满女人正从一个大气球中吸入气体。

自从1772年普利斯特利（Priestley）[1] 发现氧化亚氮或一氧化二氮以来，这种气体就以其让人快活的特点广为人知，并因此得名笑气。这便足以激起游乐业对这种能揭示人类多样性的新产品的兴趣。他们展示过侏儒和巨人、病态肥胖者、连体姐妹和巨臀霍屯督女人，很快他们就能呈现人类情绪和心智失控的状态。有的游乐场已经出现了乙醚吸服摊位，而笑气体验将成为最受欢迎的经典节目之一。在美国，一个名叫塞缪尔·柯尔特（Samuel Colt）的人就靠这种把戏赚得盆满钵满，然后开了家左轮手枪工厂。希望柯尔特手枪的持有者们没有吸入太多笑气。但很难

---

[1] 1733—1804，英国化学家。他发现了氧，但仍然坚持燃素说。——译注

说……枪支和精神药物的组合是今天所有大规模杀戮事件的根源。

这些游乐业者中最有名的当数加德纳·昆西·科尔顿（Gardner Quincy Colton），一个极为出彩的人物。这是个唯利是图的机会主义者，自称教授，到处招摇撞骗。他曾短暂学医，等他意识到笑气比治疗病患更加有利可图便中断了学业。他最擅长的是将科学和演戏结合在一起。他明白，学者华丽的身份往往能掩盖贪婪和粗俗，伪装得越高贵越能吸引富裕阶层。教授的地位体现在他演出的价格上。高昂的票价似乎让持有门票的人都变得尊贵起来：这可是一位专家在出售他的特色产品，浮夸的头衔证明了溢价的合理性。就像现如今，一个普通的微型喇叭只要摇身一变成为助听器，售价立马就能翻上百倍。

科尔顿教授在演出后安排了同样需要付费的讲座，讲述这种气体给生理和心理带来的影响。但是他没有之前使用乙醚的前辈那样敏锐的洞察力，并未发现笑气真正的功效。1844 年 12 月 10 日这天，他二十九岁高端艺人的职业生涯迎来了出人意料的转折……

那天在哈特福德，霍勒斯·韦尔斯（Horace Wells）先生正和他的太太伊丽莎白一同散步。他是当时少有的几个试图对牙齿进行治疗而非一拔了之的新式拔牙者之一。可是修补一颗牙齿比直接拔牙所需时间更长，带来的痛苦也更大，患者往往难以承受。韦尔斯也想提升这一行业的地位，但不能通过欺骗的方式；他对研究充满热情。韦尔斯先生和科尔顿先生代表了医学延续至今的两种面向：前者用实践经验为科学服务，后者则通过滑稽模仿来牟取私利。

霍勒斯·韦尔斯看到演出海报，对他太太说：

"去那里放松下怎么样？"

"你不是讨厌这种庸俗的表演吗？"

"但是，你看，他不是教授嘛，而且后面还会做讲解……"

"你居然会上这种当？"

"不是，我只是想换换思路。"

韦尔斯太太就这样被轻松地说服了……

晚上，联合大厅的演出开始时，他们碰到了塞缪尔·库利（Samuel Cooley）。他们跟他向来熟络。这个有活就干的年轻人主要在一家药房做勤杂工，偶尔会去他们的牙科诊所帮忙。他性格乐观随和，不放过任何一个来钱的机会。夫妻俩决定和他坐一起，第一排。韦尔斯太太有一种不祥的预感……

口吐莲花的科尔顿要寻找志愿者了，他的目光投向了第一排。韦尔斯太太仿佛跌落冰窖。科尔顿看着霍勒斯·韦尔斯，请他上台。韦尔斯完全没有预料到会出现这种情况。库利看到他的老板犹豫不决，便自告奋勇替他登场。科尔顿似乎对此非常满意，韦尔斯看起来过于严肃，他的演示效果可能不如库利……库利真是理想的人选……

一切都非常完美，库利爆笑起来，像个醉汉一样摇摇晃晃，双手在空中胡乱比划，然后摔倒在舞台上。倒地时，他的腿撞到了一颗外露的钉子，裤子被刮破，整个小腿都被划开。霍勒斯·韦尔斯能大致判断出伤口的深度，他强忍住没有叫出声。塞缪尔·库利却站起来，在满堂哄笑中继续手舞足蹈。科尔顿正为他第一位志愿者的表演效果乐不可支，对这一切浑然不觉。韦尔斯夫妇为他们可怜的朋友擦掉血迹，让人送他回家。

演出结束后，他们去探望库利，发现他躺在一个简陋的房间里，牙关紧咬，面容扭曲。

"很疼吗？"伊丽莎白问道。

"五分钟了，简直痛不欲生。"库利给出了肯定的回答。

"这么说来，之前你并没有觉得疼？"正弯腰给他检查小腿的霍勒斯惊讶地问。

淤血使他的膝盖肿大了一倍，小腿上的伤口很深，还在往外渗血。

"你跌倒后真的什么感觉都没有吗？"霍勒斯追问道。

"没有，可现在越来越疼了。"

"向你表示十二分的感谢！"霍勒斯对他说。

他的太太和塞缪尔惊讶地看着他。难道他也失去理智了？

"是的，我想是笑气让你免于痛苦。"霍勒斯继续说。

"真是丢死人了，"塞缪尔说，"说真的，我完全不记得当时发生了什么。"

"不，你做得太棒了。我非常感谢你。"霍勒斯执意重复了一遍。

韦尔斯夫妇离开塞缪尔的住处后，伊丽莎白想问个明白。她丈夫只是简单地告诉她，拔牙者的技术在他手里刚刚得到彻底革新，他终于能成为一名牙科医生了！

第二天，霍勒斯·韦尔斯要求他的搭档给他拔掉一颗让他痛苦多日的白齿，同时邀请吹牛大王科尔顿教授带着笑气来到他的诊所。他猜测可能需要很大剂量才能止痛。手术开始，他大口猛吸笑气，脸色变得煞白。面对如此情形，搭档犹豫不决，不知是否应该继续。但在霍勒斯的强烈要求下，他最终妥协了。手术过程中，霍勒斯变得迷迷糊糊。

"那么，你把那颗臼齿拔掉了吗？"韦尔斯问搭档。

"什么意思，你没感觉到吗？我简直用了吃奶的力气。"

"感觉到了，感觉到了，我感觉像是被蚊子叮了一口。"

他发出雷鸣般洪亮的笑声，中间还穿插着欢呼声——这是笑气的作用。

霍勒斯·韦尔斯刚刚借助自体实验发明了全身麻醉。医生有时候的确会把自己当作小白鼠。1921 年 12 月，加拿大医生弗雷德里克·班廷（Frederick Banting）和查尔斯·贝斯特（Charles Best）为测试胰岛素进行了自体注射，他们也撰写了医学史上最美好的篇章之一。

在霍勒斯·韦尔斯惊讶的目光下面容扭曲的塞缪尔·库利可以被看作全身麻醉的零号病人。在此之前，乙醚和氧化亚氮只被贪婪的艺人和缺乏创造力的教授用于消遣。但只要某个观察者拧动脑中的开关，就能发现笑气的科学价值。韦尔斯就是这个观察者，而库利则是一只突然出现的小白鼠。韦尔斯既是全身麻醉的发明者，也是它的一号病人。而且难得一次，这位病人不会被忽略，因为他和医生合二为一。

但是医学薄情寡义，医学史上常有不公。医学史中记载的全身麻醉的正式发明者另有其人，某个威廉·托马斯·格林·莫顿（William Thomas Green Morton）。这曾经是个赊账进货、贩卖得手后携款潜逃的无耻之徒。他学过牙科，但在结业前不得不逃走。1842 年，上述故事发生两年前，二十三岁的他在哈特福德与霍勒斯·韦尔斯相遇。他当时决定接受这位前辈的建议，洗心革面，并与之合作。但很快他就带着韦尔斯的忠告离开了。

1844 年 12 月，他的前合伙人韦尔斯发现氧化亚氮的优点时，他并不在场，但是他却无耻地利用了韦尔斯几个月后的不幸遭遇……

成功麻醉了多名患者后，韦尔斯决定将他的发现公之于众。1845 年初，他在麻省总医院公开演示其发现，在场的有著名的外科医生约翰·沃伦（John Warren）教授和他的学生，以及一些闻讯而来的观众。韦尔斯让一名前来拔牙的学生吸入笑气。不幸的是，由于吸气面罩移除过早，学生在手术时大声嚎叫起来。他是为了取悦根本不相信全身麻醉的老师约翰·沃伦才嚎叫吗？我们永远都无从知晓。这位外科医生可是地位崇高的名流显要，怎么可能会去相信一个拔牙者的发现？

"骗子！骗子！"目睹韦尔斯的公开实验失败，沃伦教授和他的学生，还有现场的观众齐声高喊。

莫顿旁观了他的前导师兼合伙人的耻辱遭遇。当天晚上，他让韦尔斯重新演示，麻醉效果近乎完美。莫顿被吸引住了，他开始琢磨这样一个发现能创造多少收益。但是他不能立刻就这样明目张胆地背叛自己的导师。于是他决定使用被证实同样有效的乙醚，即便看上去使用体验不是很好。乙醚对抗氧化亚氮，这将比学生对抗老师的战斗更体面。而且莫顿更精明，更善于和人打交道——科学史也是政治史。

1846 年 10 月 16 日，星期五，经过一年多的试验，莫顿终于准备就绪，这一年他二十七岁。同样是在约翰·沃伦面前，同样是在波士顿的麻省总医院。他在一个长着巨大颈部肿瘤的病人身上重复韦尔斯的演示，病人没有感觉到任何痛苦。胜利的掌声响起。这一天成为了著名的"乙醚日"（Ether Day），标志着全身麻醉的正式诞生。莫顿窃取胜利的大厅被更名为"乙醚穹顶"
(Ether Dome)，并被认定为发明地点。一项这样的发现当然需要
这样一个殿堂来配它，而不是游乐场的大棚。

和很多类似的人一样，莫顿知道只有天分并不足以名留青
史，还需要选择特定的受众、合适的地点和恰当的时机。他的墓
碑上刻着以下铭文："吸入麻醉的发明者和揭秘者：在他之前，
外科一直是痛苦的代名词。因为他，外科手术的痛苦才得以避免
和消除。科学从此制服了疼痛。"这段墓志本该属于韦尔斯。

在此期间，韦尔斯继续使用氧化亚氮来开展手术。他很快明
白自己永远斗不过狡猾的莫顿。他去巴黎碰过运气。在读了一篇
关于用氯仿（三氯甲烷）来进行全身麻醉的文章后，他又返回了
纽约。像当初试验笑气一样，他在自己身上使用了氯仿。这个错
误给他带来了致命的后果。他不知道氯仿会导致重度成瘾，尤其
是对那些心理易感者——他应该就是其中之一。他因此失去了理
智。1848 年 1 月，他因朝两名妓女脸上泼洒硫酸而入狱。同年，
他在监狱中切断股动脉自杀身亡。很可能是氯仿和双相障碍的共
同作用决定了他最终的命运走向。

让我们再回过头来看看莫顿和让他大获成功的乙醚事业。他
和很多美国人一样，认为只有能带来可观经济收益的项目才称得
上是好生意。可惜他没法凭借人所共知的乙醚申请专利。于是他
制造出一种乙醚和橙油的混合物，命名为"忘川水"（Letheon）。
没人上当，每个人都知道其中真正起作用的只有乙醚。向已知物
质中加入某种添加剂、赋予它新的属性来创造或扩展专利是一种
非常流行的手法，在制药业中尤其司空见惯——莫顿至少发明了
这种把戏。

最后，别忘了全身麻醉那曲折离奇的发明史中的第三者——科尔顿，这一切都因他而起。他干起了牙科，与另外两名牙医共同创建了一家公司来推广氧化亚氮麻醉法。后来，他嫌自己赚得不够多，去了美国西部淘金。由于长期缺乏敏锐的洞察力，他的新冒险行动以失败告终。于是他重返牙科领域，继续使用氧化亚氮，再次过起效仿生涯！

在霍勒斯·韦尔斯发明全身麻醉后的多年中，全身麻醉剂在氯仿、乙醚、氧化亚氮和多种新混合物之间摇摆不定，直到1880年全身麻醉才成为一项真正安全的技术，并定下操作规程，外科终于迈着坚定的步伐进入现代。在麻醉术出现之前，外科就是"体外的"（externe）医术，只能在牙齿、脓肿、伤口和所有手术刀能够直接碰触的部位手术。从此，它成为"体内的"（interne）医学，可以深入体内触及器官最深处。现今医科学生中不住院见习医生（externe）和住院实习医生（interne）的分类法就来源于这场麻醉革命，一场全拜一个游乐业者、一个小丑、一名拔牙者和一个成功吸引了平庸权威的无赖所赐的革命。

3. 菲尼亚斯的灵魂

　　佛蒙特中心铁路公司的工程师们举棋不定，他们必须将施工成本降至最低。他们的铁路公司诞生于 1843 年，当时成立仅有五年；此次，他们以低廉的报价承接了连接佛蒙特州和加拿大的铁路合同。

　　佛蒙特州卡文迪许正北面的小山丘由极坚硬的岩石构成。如果决定穿过山岩，就需要开挖一条两公里多长的路堑。反之，如果选择绕开山丘，则至少会增加十公里的路程。笔直的线路能够减少旅行时间，但是成本更高。由于意见存在分歧，工程师们决定召集工头商量对策。

　　公司招募的第一批工人中有一位名叫菲尼亚斯·盖奇（Phineas Gage），被雇佣时他正好二十岁。他精力充沛、沉着稳重、勤劳肯干，所有人都对他赞不绝口，他的职位也得到了飞速提升。他迅速给出了明确答复：应该穿过山岩；他们已经购买了一种非常高效的新型炸药，而山岩上有断层，容易爆破。该由工程师先生们来做决定，菲尼亚斯恭敬地说。他几乎从不犯错，性格沉稳从容；工人都很尊重他，对他言听计从。于是这事就这样定下来：他们要打通这该死的山丘，节省碎石、枕木和铁轨。

1848 年 9 月 13 日，菲尼亚斯将炸药填充到他刚用撬棍挖出的洞里。这根撬棍金属材质，一米多长，六公斤重，对于这个健壮的小伙来说，它只是一件再普通不过的工具。

他还没来得及填入安全沙以防止炸药在点火前意外爆炸，就听到有工人唤他。他转过身来，撬棍从他身边滑落，跌落洞底，立即引发爆炸，场面非常惨烈：撬棍以炮弹发射般的速度飞出，竖着穿入菲尼亚斯的左脸颊，击破了眼球，然后再从额头后方的颅骨穿出。骨头和大脑的碎片从他头上飞过，撬棍落在了二十米开外的地上。唤他的工人目睹这一切，惊恐万分，他想喊，但是已经发不出任何声音。所有人都循着爆炸声转过了头。

菲尼亚斯摇摇晃晃，却并没有倒地不起，仍然单膝支地。所有的工人都朝他冲了过去。就算平时最铁石心肠的同事看到他的伤势也觉得难以忍受。不可思议的是，菲尼亚斯还在跟他们说话，依稀能听到他说：硬……疼……眼睛……棍子……他看起来不会立刻死去。快去救他，找一辆推车来。去卡文迪许找哈罗（Harlow）医生。

菲尼亚斯在推车上抽搐了几次，随后他吐词更清楚一些了，他并没有不断喊疼。进入诊所前，他还试图摆脱搀扶独立行走。医生看到他时惊讶得用双手捂住了嘴。菲尼亚斯平静地对他说——也许是假装镇定："我想您有活干了……"

菲尼亚斯·盖奇的故事在全世界的神经学家甚至普通民众中都广为流传，我们由此方得知额叶的功能。额叶主管人的情绪、道德感、共情能力和社会化能力，它就是这样重要。

因为菲尼亚斯后来痊愈了，他没有瘫痪，除了失去左眼外并没有其他严重的后遗症。他的颅骨和面部的骨头愈合了，疤痕也不那么难看了。他的身体恢复了健康，但是他和他亲人的生活却从此发生了翻天覆地的变化，而这就和医学关系不大了。

这位曾经乐于助人、温和稳重、诚实敦厚的男人变得反复无常、咄咄逼人、弄虚作假、见异思迁、粗俗无礼、谎话连篇。他频繁更换职业和住所，当过马夫、驿车车夫和喂马人。借助那场意外留给他的一点赔偿金，他才得以勉强维持生计。他甚至参加了巡回表演，撬棍在他手里宛如权杖。铁道上行事周全的模范工头，如今成了游乐场里的土皇帝。

在经历了长达十年颠沛流离、喜怒不定的生活后，他回到了旧金山家人身边，直至去世。三十六岁那年，他死于一次严重的癫痫发作。撬棍最终打败了他。医学也取得了胜利，从此以后额叶综合征造成的行为障碍以及额叶的作用变得广为人知。额叶对于维持生命而言并非不可或缺，但是对于社会生活来说却必不可少。

菲尼亚斯·盖奇，情绪神经生理学的零号病人，饱经创伤的"道德杀手"，他的撬棍找到了灵魂所在之处。

4. 癔症的三位女主角

　　我们永远无法得知谁是癔症的零号病人。这种疾病的始作俑者可能是那条唆使夏娃将禁果递给亚当的蛇。于是裸露被视作威胁，而性欲则成了无时不在的危险。伊甸园里的癔症不分男女，以衣遮体是它的第一个症状。

　　法老时期的埃及，癔症被打上了性别戳记，它成了女性特有的疾病，因为医学被男性垄断。只有女性才会患上躯体表达不清的疾病。癔症的游走性症状被解释为子宫在身体内各个部位游走。为了让子宫复位，医生的方法是用燃烧的蜡烛熏蒸阴道口。我们不知道这种办法疗效如何，但是至少可以推测痛苦的性质已经变了。

　　再后来，癔症被认为是恶魔附体，驱魔成了理想的治疗方法。它依旧只涉及女性的身体，因为治疗师——全是男性——同时也是教士，不会被恶魔入侵，或有着与教会成员身份相符的判断力。

到了很后来，终于证明雄性智人也会出现癔症的症状，那就只能给子宫和恶魔平反了。于是选定大脑为病灶所在地——选择前列腺或睾丸显然不合适。

即使逐渐成了一个真正的医学精神病学课题，癔症在很长一段时间内仍与性别挂钩：医生是男性，病人是女性。这种现代癔症以二三十年浪漫的医疗史开场，堪比一部颇具性色彩的临床情节剧。其中最动人的篇章发生在1870—1890年代，由三位在感性的道路上无畏前进的女性谱写，她们顺从地把自己交付给了在科学的道路上无畏前进的实验者。不过她们每个人的故事都可能与实际不符，因为最初的叙述者，不管是神经科还是精神病科医生，都是男性，他们的性欲干扰了临床施治。但不管怎样，这三位病人中的任何一位都可以被认定为现代医学意义上的癔症的零号病人。

奥古斯蒂娜

露易丝·奥古斯蒂娜·格雷兹（Louise Augustine Gleizes）命运多舛，刚出生就被扔到乡下交给了奶妈。她侥幸活了下来，但她有三个哥哥姐姐夭折了，和很多父母请不起专业奶妈的孩子一样。

她的父母在一个资产阶级家庭里当仆人，没有时间照顾她，她的童年是在一所教会寄宿学校度过的。正是在这所学校，她和几个女伴一样，触摸自己并因此而受罚，从而逐渐发现了自己的身体。周末和假期她在巴黎度过，总是忙碌的父母将她交给哥哥安托万照顾，这个哥哥是她母亲被主人 C 先生强暴后生下的。同母异父的哥哥比实际年龄更为成熟，已经隐约勘破了成年人性交的秘密，并以此为荣，大肆炫耀。

奥古斯蒂娜——病例的记录者按惯例取她的中间名作为化名——十三岁那年，她母亲认为她可以工作了。要把这个性格叛逆、身体尚未发育成熟的女儿嫁出去还早了点，必须以另一种方式来安置她。在与她身为强奸犯的东家兼情人进行了私密而可耻的谈判后，她说服他同意让女儿去他家帮佣。仆役身份的遗传性甚至比地役义务还要强。母亲应该能料到女儿也将遭受地位差异导致的强奸，资产阶级家宅生活遵循的宗教戒律与禁忌必然带来这一结果。但是，想要得到一份包吃包住的好差事，总得做出一点牺牲。上帝会宽恕拉皮条的女人，如果她们贫苦无依；也会宽恕强奸犯，只要他们是上流人士。

C 先生——历史就这样审慎地记下了屋主的姓氏——很难让奥古斯蒂娜像她母亲那样接受他的亲近和挑逗。这孩子的态度阴晴不定而且异样叛逆。她有时候会摆出诱惑的姿势，看起来似乎接受了；有时候又表现出与其身份不符的愤怒。他不得不采取计划外的极端行为，最终仗着一把剃须刀草草发泄了他的淫欲。这些事情通常不会发生在一个正统的天主教家庭中。被强奸的第二天，奥古斯蒂娜便肚子疼，不时呕吐；这个不识抬举的家伙真是一点面子也不要了。她的症状是如此夸张，他们不得不叫来家庭医生。但奥古斯蒂娜一言不发，不时向周围人投去指责的目光。医生没给她做检查，检查也毫无意义，谁都明白年轻女孩肚子痛的原因是月经来潮。C 先生、C 太太和奥古斯蒂娜的母亲对此都非常满意：这一结论堪称完美，它适用于所有女孩子，能避免暴露出病人的特殊性。

可是没过几天，奥古斯蒂娜又犯病了，这次的症状是奇怪的身体抽搐。C先生别无选择，只能把她辞退。气氛变得压抑起来，他担心消息走漏破坏他们夫妇俩的和谐。

第二次抽搐发作时，她的父母找来的医生给出了明确的诊断：这是癔症。随着时间的推移，各种症状接二连三地出现了：身体震颤、动作紊乱、右侧身体无知觉、肌肉痉挛、右腿麻痹。住院治疗变成了此时唯一的解决方案。1875年，年仅十四岁的露易丝·奥古斯蒂娜·格雷兹住进了巴黎硝石库医院。

奥古斯蒂娜没有称职的双亲，没有可以交心的友人，也没有保护者。她的身体是自己唯一的盟友，也是她唯一能真正进行自我表达的工具。正是在硝石库医院，她的这种躯体表达达到了巅峰……

摄影术当时刚刚兴起，摄影师对各种题材都兴致盎然，但是医学题材尚无人涉足。第一位"吃螃蟹"的摄影师在奥古斯蒂娜入院后不久走进了硝石库医院，立马被这个含苞欲放的美丽女孩迷住了：她的身体会发生极不自然的扭曲，她停下时的那些古怪姿势有一种摄人心魄的魅力。他立刻意识到了这些饱含情欲的姿态在摄影表现上的潜力。他要把奥古斯蒂娜变成硝石库医院的明星和癔症发作的典型。

当时这里的主人是让-马丹·夏尔科（Jean-Martin Charcot）教授。他是举世闻名的神经科医生，在他负责的这个收治了上百名癫痫和癔症患者的科室里，患者大都是女性。和那个年代的所有医生一样，他也采用临床解剖学方法，即细致地记录病人一生中所有的症状，然后在病人死亡后进行尸检，将症状与器官、组织、细胞损伤联系起来。现代医学正是在这种方法的基础上创立的。如果尸检没有发现任何肉眼或显微镜下可见的异常，他们会得出结论：该疾病并非器质性病变，而是由功能性障碍导致。为什么癔症这种神经学症状如此明显的疾病却检测不到任何神经系统损伤呢？夏尔科大惑不解。远大的临床志向和杰出神经病学家的身份促使他不惜一切代价破解这种尚无法给出科学解释的疾病的生理病理奥秘。

看过奥古斯蒂娜的照片后，他要求看护人员在她发病时立即通知他。奥古斯蒂娜发作频繁，这一要求很容易满足。接下来轮到他为这个病人着迷了。奥古斯蒂娜有规律地、教学般精确地展示了癔症的所有阶段和症状。晕厥、抽搐、僵直、失去意识后苏醒、醒来后什么都不记得或出现谵妄，一样都不缺。他立即决定亲自治疗奥古斯蒂娜，将其作为临床范例。他要把她打造成自己的"杰作"……

夏尔科是一位雄心勃勃且热衷于社交活动的名流，他创建了一套或与今天的伦理道德标准不相容的媒介传播体系。除了向住院部实习医生授课，他还开设了"星期二上午课程"，来展示他那些最精彩的病例。记者、医生、名流和政客们对这些享誉欧洲的科学社交聚会趋之若鹜。

奥古斯蒂娜尤其对催眠反应强烈，那是一种当时正在蓬勃发展的实验性疗法。很快她就成了这些演示课程的明星。在解释了催眠会导致大脑进入分裂状态、一部分清醒一部分休眠后，夏尔科在奥古斯蒂娜身上做了演示：他随心所欲地诱发肢体瘫痪，又借助一个词语或简单地按压相关部位令其恢复正常。他明确指出，癔症患者对暗示和催眠特别敏感，这正是该病的基本特征之一。按压一下眼皮就能让病人失去意识，再按一下又可以苏醒过来。我们永远无法得知，大家光临现场究竟是为了科学还是为了观看夏尔科教授在美丽的奥古斯蒂娜身上肆意诱发的饱含情欲的撩人姿势。

奥古斯蒂娜的情况在1877年糟得不能再糟，这一年她总共发作了1296次，平均每天三到四次！但是两年后的1879年，医院宣布她已被治愈。她在医院的身份由病人变成了仆人——不可更变的仆役身份。虽然她正式康复了，却还在继续配合夏尔科的实验。教授是不是对奥古斯蒂娜着了迷，才会甘冒失去信誉甚至被嘲笑的风险？星期二上午的聚会性质变了，与其说是医学课程不如说更像是游乐场的演出。眨眼间，夏尔科就让奥古斯蒂娜进入到僵直状态，身体变得像橡胶傀儡一样可以随意操纵。观众可以上来操控她的身体。然后，夏尔科又只用一个词就唤醒她，并触发幻觉。她在幻觉中有时会说起自己曾暗恋某人，但是却惨遭拒绝。

有人指责夏尔科丧失了理智，出于虚荣和欲望把一个疯女人变成了性玩物。他们不可避免地被说成是情人关系。昔日的明星，硝石库医院的吉祥物，这个曾让夏尔科教授震惊的癔症模特开始遭受各种羞辱。她的著名照片上布满了恶意和淫秽的评论。奥古斯蒂娜真的复发了，必须强制住院治疗。1880年，她伪装成男人，逃离了医院。

夏尔科在神经病学领域的声望并没有因此而降低。多种神经系统疾病和症状以他的姓氏命名。来自欧洲各地的许多医生继续参与他的课程。1885年，他接收了一位对催眠和癔症有着浓厚兴趣的奥地利学生，他名叫西格蒙德·弗洛伊德（Sigmund Freud）。

历史学家认为，奥古斯蒂娜只不过是夏尔科的玩物和陪衬。文学和电影则把奥古斯蒂娜展示为一位特立独行的女权主义者，夏尔科才是她的猎物和配角。

癔症的临床史建立于模糊不清的医患关系和谎言之上，它的生理病理学奥秘尚未揭开。

艾米·冯·N.

范妮·祖尔策-瓦特·德·温特图尔（Fanny Sulzer-Wart de Winterthur）女爵简直就是财富与美貌的代名词，身为巴伐利亚贵族后裔，她的家庭是瑞士最富有的家庭之一。

二十二岁那年，她嫁给了年长她四十三岁的亨利·慕时（Heinrich Moser），富有的慕时钟表所有者。为了补偿年龄上的差异，他决定让她成为他唯一的继承人。年老的丈夫去世后，她顺理成章地成了一位更加富有的年轻寡妇。面对财富管理者和追求者的双重压力，她的财富和美貌迅速成了一种负担。

她开始频繁出现癔症的各种症状，病情之复杂必然到了需要最顶尖的专家介入的程度。富人的症状总是比穷人的症状更受关注，在这一点上，医学历来如此。

种族优生学的著名支持者奥古斯特·福勒尔（Auguste Forel）首先被请来对她进行治疗。通常，医术并不是选择医生的唯一标准，还必须辅以能与患者的条件兼容的社会标准。对于富人或者名人来说，让一个治疗穷人和下等人的医生来给自己检查身体是不合礼仪和有失体面的。从书本和穷人家的草褥子上得来的经验和能力永远无法和沙龙中学到的东西相提并论。这就是伟大的欧根·布洛伊勒（Eugen Bleuler）也被叫到范妮床边的原因。比起夏尔科在奥古斯蒂娜病例中的表现，这位精神分裂症专家更为谨慎和睿智。他并不想在范妮的大脑迷宫中冒险，选择了退出。精神病科医生们一个接一个走进女爵的城堡，一个接一个铩羽而归。富有的女继承人远不如悲惨的女仆那样顺从。

1889 年，四十一岁的范妮决定去维也纳求医，当地有位名叫约瑟夫·布洛伊尔（Josef Breuer）的医生因擅长催眠疗法而声名远播。据说他的宣泄疗法治好了数例癔症。这位奥地利精神科医生似乎和他的瑞士同行布洛伊勒一样，也在是否接手感情丰富的范妮这一病例上犹豫不决。他更乐意把她介绍给一个叫西格蒙德·弗洛伊德的年轻同事。此人四年前被夏尔科的演示所吸引，一心想在癔症方面搞出点名堂。

弗洛伊德很快就被这名患者吸引住了。无人知晓这种吸引力的来源是医学还是性，抑或是两者兼而有之。可以肯定的是，他决定把这一病例打造为自己职业生涯中一个教科书式的经典案例。似乎女性的癔症除了为男性的野心服务外别无他用。女性一直是一些鄙视和剥削她们的学派的主要支柱，而我找不到任何人类学假说可以解释这种现象。

弗洛伊德详细描述了范妮的病情：痉挛性发声障碍，严重时会口吃，脸和手常常抽搐。令人吃惊的是，他把她嗓音的某些音调类比于大松鸡交配时最后发出的叫声。这种对比本该让弗洛伊德自己也接受下同行的分析的，但并没有人这样做。两年间，弗洛伊德对范妮进行了数场催眠和多次按摩。

根据传说，弗洛伊德的宣泄疗法比布洛伊尔的更管用。如果真是这样，那他也只给范妮带来短暂的缓解，精神病科大夫继续围着她大跳华尔兹，在瑞士，在奥地利，甚至在瑞典。各种诊断像雪花一样落下：无法治愈的癔症，顽固的癔症，非常严重的癔症。传说故事称癔症这个词是弗洛伊德为这个病人创立的，事实并非如此。

可以肯定的是，他们之间关系越来越紧张，对性的涉及也越来越多。新生的精神分析诊室里的秘密很难为外人所知，因为病例只由责任医生叙述。弗洛伊德本人在病例报告中说，他们的会面逐渐充满了浓郁的性氛围。有一天，范妮竟然奇怪地要求他保持不动，不许说话，也不许触碰她。此外，她对于这种宣泄疗法的有效性越来越怀疑，所以他们一致决定中断治疗。

我们永远无法知晓这些新生代临床灵魂冒险家和他们富有的女病人之间的真实关系。这些叙述者对于他们临床成功的性质讳莫如深，而且精心地为他们的女患者打造化名。与夏尔科的奥古斯蒂娜不同的是，范妮·慕时的病例是由布洛伊尔和弗洛伊德借用化名艾米·冯·N. 来讲述的，这个名字后来在医学史上变得非常有名。

安娜·O.

现代癔症传奇的第三个零号病人叫贝尔塔·帕彭海姆（Bertha Pappenheim）。她的假名安娜·O.（Anna O.，以真名两个首字母在字母表中的前一个字母构成）更广为人知。

贝尔塔，或者安娜，怎么称呼都行，出生于 1859 年。她和前两位在医学史中的竞争对手没有任何相同之处，这证明癔症并不会选择特定的个体，即便当时尚未出现对男性患者的正式报道。这一领域的男女平等要到很久以后，随着心理与灵魂的普遍性获得学院派证据才得以实现。

贝尔塔来自正统犹太资产阶级家庭。但家世并未妨碍她选择践行不可知论这条艰难的道路。这确实颇有气概。她是一位相当活跃的女权主义者和社会活动家，且以德国社会福利工作的主要创始人而闻名。她能流利地使用五种语言，在诗歌方面也表现出很高的天赋。所有观察者对她的描述并无二致：认真，睿智，对社会底层富有同情心。

她在十九岁时，开始逐渐出现癔症的几乎所有典型症状：肌肉挛缩，忽左忽右的身体麻痹，与感觉神经区域不符的皮肤感觉缺失，视力障碍，咳嗽不止。有时候她甚至听不懂自己的母语——德语。她也有一些精神错乱、失忆、厌食症发作的时候。她尤其还厌恶水（恐水症）。

仍然是布洛伊尔被请来负责这位病人。不得不说他是那个年代少有的几个不歧视癔症患者的医生之一。他对待她们非常友善，真诚地想要帮助她们。他坚信只有自己的宣泄疗法才能缓解她们的病症。贝尔塔表现得完全像一个理想病人。布洛伊尔在她身上改进了自己的催眠疗法，有时会增加按摩环节让她放松，特别是他还会引导她说话。他把这种用谈话来进行治疗的方法比作"通烟囱"，因为他将癔症定义为一种因不完整的记忆再现而引发的精神障碍。布洛伊尔宣称对于某些症状获得了极佳的效果，并记录了一次治疗，在这次治疗中，他彻底治好了贝尔塔的恐水症。

他年轻的同胞与同行西格蒙德·弗洛伊德折服于这篇叙述，

与他结为专业上的密友。他接手了贝尔塔的后续治疗并决定放弃催眠而发展谈话疗法，认为这是让自己的研究工作和职业生涯获得新进展的最好方法。

遗憾的是，虽然贝尔塔的症状有过几次短暂的缓解——布洛伊尔和弗洛伊德对此做了大量描述，却一直不稳定，经常复发。布洛伊尔和弗洛伊德在 1895 年共同署名发表了《癔症研究》，直到今天我们还是很难确定其中关于安娜·O. 的记录究竟几分实几分虚。弗洛伊德可是下定决心要将贝尔塔打造成精神分析的创始案例和他的第一个成功的临床病例的。贝尔塔将成为他的"杰作"，就像奥古斯蒂娜之于他的老师夏尔科。

除了反复发作的癔症，贝尔塔还在二十一岁那年染上了肺结核，多次复发，多次入住结核病疗养院。但是这些病苦没能阻止这位行动主义者。她创办了一家孤儿院，持续经营了十二年。1904 年，她创建了犹太妇女联盟，并为她们开办了一家教学机构。她在反对卖淫方面也表现得非常积极，在多个国家奔走呼号以提高舆论对此事的关注度。她化名保尔·贝特霍尔德（Paul Berthold，将她姓名的首字母颠倒过来）发表过童话故事、祷文，还写过一出戏剧，讲述了不同女性角色被男性剥削利用的故事。

对于精神分析这位女主角的研究可谓巨细靡遗。多名医生和历史学家对布洛伊尔和弗洛伊德的不同文字及相关资料进行了交叉比对，得出结论：贝尔塔对布洛伊尔产生了移情，而治疗中或虚幻或真实的与性有关的内容传到了布洛伊尔太太的耳中，好像导致后者自杀未遂。

显然，贝尔塔的癔症从未被治愈过。布洛伊尔最终将她关进医院，用吗啡对她进行治疗，导致她后来对吗啡成瘾。最令人吃

惊的是，弗洛伊德明明知道对她的治疗失败了，却继续在安娜·
O. 的临床案例上故弄玄虚。

*

　　这三位患者的故事表明，现代癔症的历史就像是一系列临床
谎言。此后，精神分析学在欺骗愚弄的道路上越走越远，激起了
医疗界的猛烈批判。为了逃避医学界的评价，精神分析学不仅脱
离了医学，甚至还故意把自己从科学中划出。即便如此，精神分
析学思想还是统治了精神病学许多年，一直持续到 1980 年代。

　　至于癔症，它已经从精神卫生的正式词汇中消失了。没有一
位医生再敢提及这个让人忆起医学史上的大男子主义的词语。但
在临床，它的诸多症状仍然继续出现，它们有了一个更为谨慎而
准确的名字：躯体形式障碍（或躯体形态障碍）。从字面上看，
躯体形式障碍（trouble somatomorphe）以躯体（soma）障碍的形
式（morpho）出现，但却并非躯体上的障碍——它源于精神，表
现为一种神经和知觉范围内的身体症状：疼痛、麻痹、口吃、失
音、眩晕，等等。有时候我们会用"转换"来解释这种从精神到
躯体的过渡。在这个方面，我们应该给予精神分析一个公正的评
价。在躯体形式障碍领域，只要医生让患者自我陈述且能友善地
解释症状的精神起源，心理治疗便能迅速取得效果。

　　痉挛素质和惊恐症并非躯体形态障碍。奥古斯蒂娜、范妮和
贝尔塔所展示的阵发性发作有了学名：心因性非癫痫性发作
（PNES）。与癫痫不同的是，患者在发作时脑电图是正常的。癔
症和癫痫之间的比对研究一直在进行，但这对于改善我们有关癔

症的认知应该不会带来任何可期的积极成果。这种疾病体现了医学的彻底失败。

　　和女性一样，男性的心理冲突也会通过躯体表达出来。我们可以想象，如果当时的医生是女性，那么癔症就从来就会是双性的。比起我们三位女主角的年代，癔症的转化方式已经发生了变化。道德的解放导致了躯体形式障碍的"去色情化"。无论医学还是患者都无法脱离当时当地的风尚。没有一种疾病、症状能摆脱时代、地域和文化的影响。科学史家米尔科·格尔梅克（Mirko Grmek）① 提出了"疾病群落"（pathocénose）这一概念，特指在既定的时间和空间内相互作用的所有疾病和症状。癔症和传染病或心血管疾病一样，都属于它们所处时代的疾病群落。

---

① 　1924—2000。法籍克罗地亚裔学者，医学史的先驱与创建者之一。——译注

5. 小约瑟夫

1885 年 7 月 4 日，清晨五点，斯泰日的面包师梅斯特（Meister）先生吩咐他儿子约瑟夫（Joseph）去邻村梅宗古特的啤酒厂取些啤酒酵母回来。到梅宗古特不过一小时路程，约瑟夫的故事后来却传遍了全世界。

"早点回来，你还要上学去。"

对于那个时候的面包师来说，上学和啤酒酵母都是不可或缺的，开不得半点玩笑。

约瑟夫刚到梅宗古特，一条狗就朝他猛扑过来，咬伤了他的手和腿。根据后来发现的伤口计算，他被咬了十四口。村里的锁匠想用铁棍把狗打死。狗的主人沃内先生赶到，结果他也被咬了。这个宁静的小村庄一时弥漫着悲惨的气氛。人们忙碌着，有人清洗伤口，有人把狗关起来，甚至还有人帮约瑟夫缝补被咬破的裤子——此类小事在有了电话和紧急医疗救助后似乎变得微不足道了。

此时，梅斯特太太正为儿子迟迟未归而担心不已，她差人去把他找了回来。她发现儿子的伤势非常严重，赶紧去请医生，但是医生直到傍晚时分才来。没有紧急医疗救助的时代，同样不存在急诊。

与此同时，沃内先生带着自己的狗去另一个村子看兽医。他在路上遇到了乡村警察，警察发现狗具有攻击性，毫不客气地将狗打死了。涉及狂犬病不能有丝毫犹豫。兽医在尸检中确诊：狗的胃里有稻草和木头。无法化验的情况下，狗的攻击性和贪食是得出狂犬病诊断的有力依据。

这件事在三个村子的小酒馆里迅速传开了。市井新闻的传播速度远远超过了医生到达的速度。在兽医所在村子的咖啡馆里，故事才算真正拉开序幕：有人听说巴黎有位化学家给患有狂犬病的狗接种疫苗并宣称效果非常好。那人名叫路易·巴斯德。

巴黎距离遥远，旅行费用高昂。但是约瑟夫非常痛苦。即使只有万分之一的得救希望，梅斯特太太也决定一试。满怀愧疚的狗主人沃内先生提出送他们过去，他有一辆双轮马车。到达圣-迪耶火车站后，他们仨坐上了开往巴黎的火车。想不到这座城市竟会如此复杂，他们根本没办法通过小酒馆找人——小酒馆遍地都是，甚至相互之间也不通音讯。

这位巴斯德先生究竟住在哪里？他又在哪里工作？在他们去的第一家医院，无人知晓。第二家医院，有人含糊其词地用嘲讽的语气说他并不是医生，只是位冒险家。在另一家医院有人告诉他们，他只给葡萄、母鸡和狗做治疗。梅斯特太太和沃内先生心慌意乱，这些怀疑和嘲讽对他们毫无意义。狂犬病的幽灵笼罩在约瑟夫头上，他们却被卷进了医生和化学家的冲突。

路易·巴斯德供职于乌尔姆街的巴黎高等师范学院。7 月 6日白天，他们终于见到了他。梅斯特太太激动地讲述了约瑟夫的故事并坚定地表明了来意。巴斯德被感动了，他陷入了沉思。他琢磨人体实验已经有段时间了，但是即使在 1885 年，这在伦理上也是困难重重。如果出了问题，没有人会放过他。他有足够的野心、政治敏感性和冒险精神，但他还需要医学上的支持。维尔皮安（Vulpian）和格朗谢（Grancher）两位医生对约瑟夫做了检查。孩子出现狂犬病症状尚需时日，但是一切证据都表明感染的可能性极高。所有人都清楚任何治疗方法都无济于事，这个病必死无疑。这是当时所知的唯一一没有任何生还可能的绝症。

巴斯德的实验已经救活了五十来只狗，但是也有同样多的狗死掉了。他的治疗方法还处于实验阶段，治疗时间长，注射极为疼痛……

他们迅速做出了决定，所有人都会坚持到底。最好不要把这件事在巴黎弄得人尽皆知。巴斯德将梅斯特太太和她的儿子安顿在巴黎高等师范学院的一栋附属建筑里。格朗谢医生负责注射。医学正是这样行事：化学家给注射器注入药物，医生来打针；如果出现失误，双方共同承担责任。第一次注射的时间是 7 月 6 日晚 8 点，此时距离约瑟夫被咬大约过去了六十小时。注射器中含有两周前因狂犬病死亡的兔子的骨髓，巴斯德认为这个时间间隔足以降低病毒毒性。

约瑟夫每天接受两次腹部皮下注射，一共打了二十一针。有时候他几乎不哭闹。每次注射器中都会包含剂量略高一点的狂犬病病毒。病毒是活的，这正是巴斯德担心的地方；但是病毒经过了减毒处理，这就是巴斯德的高明之处了。这十天里什么都做不了，除了打针就是在房间里踱步绕圈。量体温，拍拍母亲的手臂，摸摸孩子的额头，打针的同时用信心和同理心来弥补治疗的风险与不足。如果只依赖技术，即使它非常有效，也是不足以在生物医学上取得成功的。

7月16日，巴斯德和格朗谢决定停止治疗。约瑟夫仍然没有出现任何狂犬病症状，但是他看起来非常疲惫。巴斯德回到了汝拉老家以隐藏自己的焦虑。格朗谢负责每天向他传递信息——都是振奋人心的好消息。7月27日，约瑟夫和他的母亲回到了斯泰日，他们在当地受到了英雄般的欢迎。

巴斯德以严谨坦率的态度将这一病例公之于众。这个故事很快就在全世界传播开来……大量捐赠如潮水般涌来，他们用这些资金继续研究，并在1887年成立了巴斯德研究所。这是医学史上第一个多学科研究所，化学家成功了。

约瑟夫·梅斯特，狂犬疫苗的零号病人，成了法国国民神话中的人物。但在法国，比在世界上任何国家尤甚，推翻英雄、把英雄拉下神坛是一项国民运动。先编造神话再细致地拆解神话是智人神经生理学的特征之一。巴斯德有足够的声望，是这种倒神游戏的现成人选。只需采取常用的手法，把真的和假的，把疑点和传闻掺在一起就行。

1885年6月22日，约瑟夫被咬的十二天前，巴斯德已经为一个小女孩注射了疫苗，她叫朱莉·普贡（Julie Poughon）。这事千真万确。但是她当时已经出现了狂犬病症状，在第一次注射后的第二天就去世了。巴斯德还给一位患有恐水症的男子接种过疫苗，这也一点不假。拒绝喝水是狂犬病的症状之一，但也有可能是癔症的临床表现。这名男子并没有患狂犬病，巴斯德自己也承认。

多名医生对约瑟夫·梅斯特的狂犬病诊断提出质疑，他们认为狗尸检时发现木头碎片并不足以证明它患有狂犬病。这个批评是可以接受的。的确，狂犬病的诊断应该通过提取沃内先生的狗的大脑组织并接种给兔子来予以证实，但是他们并没有这样做，导致长期疑窦重重。

此外，即使人被病犬咬伤，患病几率也只有约五分之一，这是事实。巴斯德的减毒疫苗反倒可能引发致命的麻痹型狂犬病，这也是真的。以今天的视角来看，巴斯德的确冒着巨大的风险。在给约瑟夫·梅斯特治疗后的一年时间里，巴斯德团队进行了350次疫苗接种，有成功也有失败，甚至还有一些可能直接导致了病人死亡。关于这些数字的争论仍在继续，但是不会有任何结果，我们永远无法知道那些病例的确切诊断。巴斯德的疫苗至少杀死了一个名叫于勒·鲁耶（Jules Rouyer）的十二岁孩子，他于1886年被一条陌生的狗咬伤，这确有其事。尸检时提取了他的脑组织，注射到兔子体内，引发了麻痹型狂犬病，这正是由巴斯德处理过的病毒引发的狂犬病的典型特点。于勒·鲁耶牺牲在医学发展进步的祭坛上。数以千计的儿童牺牲在汽车技术发展进步的祭坛上。奇怪的是，当某件事物并不宣称自己会挽救生命时，它所导致的死亡就更容易被原谅。没人会说糖、武器和烟草商人该受谴责。

有人指责巴斯德在最后几次给约瑟夫注射了毒性更大的病毒。这确有其事，那是当天死去的兔子的骨髓。因此，最后几次注射的并非疫苗，而是为了检验之前注射的疫苗的效果。巴斯德的首要目的究竟是拯救小约瑟夫的性命，还是验证自己的方法的有效性以便引发轰动效应，这一点我们不得而知。我们能清楚地找出这一昨日神话中的漏洞，但是制药业杀死了数以千计并未得病或根本无需治疗的人，我们却视而不见。这些药物获得政府部门的批准并投向市场，形式上没有任何伦理瑕疵。只有在投资人获得回报很久后，真相才偶尔浮出水面。巴斯德并没有遵守这些伦理准则中的任何一条，它们在当时也并不存在，而如今遵守这些准则的人却往往并不道德。这种现象值得深思。

有人或许会暗示，巴斯德后来之所以和约瑟夫成为朋友、时常邀请他去自己家里并给他经济上的帮助，都是为了取得更好的广告效应，为了确保这个家庭帮助自己维持这个神话。这不无可能。事实上，小约瑟夫对他的救命恩人佩服得五体投地。又或者小约瑟夫在心理上是非常脆弱的，否则他为何会被咬多达十四口，而没有在被咬第一口后就赶紧逃走？

成年后，约瑟夫继承了他继父的面包坊，但因经营不善而败落。他请求自己的救命恩人让他进入巴斯德研究所工作。他在研究所担任实验室化验员，一直到他于1940年6月自杀身亡。约瑟夫躲过了狂犬病，却没能躲过源于我们最难理解的器官——大脑的疾病。自杀的原因众说纷纭。当时德国人刚占领巴黎，约瑟夫出于谨慎，在此之前就把家人送走了。后来有人告诉他，他的家人全部被炸弹炸死了。其实这个消息是假的，或是有人恶意为之。

在上述所有疑点和还原的真相中，至少有一点可以确定，那就是狂犬病疫苗已经有了非常出色的效果。

虽然把约瑟夫·梅斯特定为狂犬病疫苗的零号病人不会有争议，但我们却永远无法知晓疫苗接种这一伟大而壮丽的冒险的零号病人是谁，因为这种免疫理念由来已久。早在公元六世纪，中国人已经创造出一套方法，通过让健康人吸入经减毒和稀释处理的痘痂来接种天花疫苗。现代疫苗接种真正的零号病人是年轻的詹姆斯·菲普斯（James Phipps），英国乡村医生爱德华·琴纳（Edward Jenner）在他身上接种了牛痘（vaccine）。牛痘是牛生的病，在人身上非常平和。1796 年 5 月 14 日，琴纳切开这个男孩的皮肤，抹上从一位患有牛痘的农妇身上采集的脓水。一个月后，他让男孩接触天花病毒，男孩没有出现任何不良反应。这一案例无可争辩地证明了他的推测的正确性。巴斯德认可这位前辈的成就，将自己的方法命名为"牛痘法"（vaccination）。

6. 纽约厨娘

"零号病人"这一专业术语原本出自传染病领域。这一说法比"一号病人"要好，因为它所指对象可以是一位"健康携带者"。顾名思义，健康携带者就是一个没有任何症状，却携带病原体并将其传播给他人的个体。这一概念所涉及的并非一个严格意义上的病人，因此我们也会使用术语"指示病例"来称呼。

历史学家能大致追溯出以往流行病的传播途径。我们可以准确知晓法国最后一次鼠疫大流行是从"伟大的圣安东尼"号上开始的，这是一艘来自叙利亚，并于 1720 年 5 月 20 日抵达马赛港的船。但我们无法找到零号病人。而今，得益于先进的通讯技术以及精确的病毒和细菌基因学分析能力，我们常常能追溯到新兴疾病或地区性新兴疾病的第一个案例。

长时间里，微生物研究都在病患身上进行，人们因而忽略了健康携带者。我们能携带一种病原体但是自己并不生病，这一观点经历了一个漫长的过程才被大家所接受。类似的陈旧思维方式在肿瘤学上至今仍然占据主导地位，很少有人能接受我们能携带癌细胞却不生病这种观点。

第一个被确认为地区流行病指示病例的健康携带者是一名原籍爱尔兰的厨娘，她因此声名远播，远远超出了故乡那座岛屿的范围。

十九世纪末的爱尔兰，穷人的生活非常艰苦。玛丽·马伦（Mary Mallon）对此深有体会。1884年，她十五岁。新的一年看起来也不比上一年好到哪里去。玛丽长着浓密的头发，圆圆的脸蛋露出坚毅的神情，否则倒可能有点萌。从身高和体型就能看出她日后必定会长成一个胖子。缺少食物的童年只供养了身体的主要部分——骨骼和肌肉，脂肪层还在默默等待，但是显然它们也不会给她增加多少魅力。

除了劳作，玛丽的记忆中几乎没有其他经历。很小的时候她就要洗脏衣服、搬运包裹、削土豆皮、掏茅坑。她钢铁般的体格和意志使得她比她那些悲惨的姐妹们更有优势，但这两方面的金属特征并没有阻止她对美好生活的向往。在多次策划逃离与生俱来的苦难生活之后，她终于决定离开故乡库克斯敦。要离开爱尔兰就必须和亲人天各一方，这才是最痛苦的。不过就这么着吧，别处肯定会更好。对那个时代的爱尔兰人来说，只有一个别处——海那边传来的消息说，它叫"美国"或"黄金国"。于是她不再留恋，义无反顾地启程前往。

登陆美国后，苦难仍然追随着她的足迹。远洋客轮吞没了她所有的积蓄。她只得做零散的小时工，在寒冷的货场等候工作机会，在挤满穷人和病人的收容所过夜。和贫穷的爱尔兰相比，这里的霍乱和伤寒疫情更为严重。黄金国真是奇怪，玛丽心里纳闷，她并不知道人口在城市的聚集更有利于疾病的传播。她故乡的小城库克斯敦传染病感染率很低，而纽约却是个超大城市。她在大西洋彼岸的悲惨生活与在老家并无二致，不过她钢铁般的意志和健康在旅行中丝毫未损。

时间来到世纪之交，确切地说是到了1900年，玛丽的天空开始变得晴朗起来。她在纽约一个富裕家庭获得了一份全职厨娘的工作。这座城市不乏懂得欣赏年轻爱尔兰女孩烹调技艺的富人。

厄运很快再次来袭。玛丽上岗才两周，雇主一家就染上了伤寒。她很快又在曼哈顿一个更富裕的家庭找到了一份新的工作，这家人对她非常器重，让她住进了漂亮的佣人房。不到半年，洗衣女工就得了伤寒，感染了雇主全家后在医院去世。金钱并不能使人免遭细菌的侵袭，玛丽这样想。她没有丝毫迟疑，又在一个律师家庭中谋得了新的差事，她珍藏的老东家的担保信给律师留下了深刻印象。但是伤寒又来捣乱了，这个家庭的八名成员有七人染上了伤寒，其中一人因此丧命。玛丽觉得整个纽约都被伤寒感染了，她感恩父母给了她钢铁般的健康身躯。1906年，她在长岛的一处豪宅中找到了一份相当满意的工作。这里环境优美，从未有过瘟疫和伤寒，深受巨富们青睐。两周后，这个家庭的十位成员因伤寒进了医院。玛丽不知道自己是应该感恩老天爷让她免遭这种传染病的侵害，还是应该咒骂上天如此频繁地攻击那些给她支付薪水的人。

玛丽在每一次不幸遭遇之后都会得到一个更好的工作机会，她在社会阶梯中快乐地向上攀爬着。这一次，她被富甲一方的银行家沃伦雇佣了。银行家以长岛最富有的区域牡蛎湾空气更健康为由，决定去那里避暑。玛丽没有如实告知东家，自己曾在那里与伤寒擦肩而过，她只是乖乖地待在家庭行李中间，履行仆人的职责。1906年夏末，轮到沃伦一家半数的人病倒了。这种情况从来没有在牡蛎湾出现过。美元绝对没法让人远离伤寒。

新的厨娘岗位和新的伤寒病例以同样的节奏接连出现，但是她的雇主中没有一人对她有丝毫怀疑。玛丽精力充沛，忠心耿耿，她既不会被疾病侵袭也不会被诅咒击倒。1906年初冬，她的新雇主——也是新的受害者——比其他人对传染病更为了解，请来了一位名叫乔治·索珀（George Sopper）的流行病学家展开调查。他毫不费力就追溯到了玛丽身上，发现她直接感染了二十二人，其中两人死亡；而且可以肯定，她数次引发流行病，波及数百人。

索珀叫来玛丽要给她做便检和尿检；玛丽反驳说她的粪便和尿液都和她本人一样健康。她不需要"微学家"，不需要化验分析，她一切都很正常。有关部门派来一名女医生，希望玛丽能更好地合作；结果更是糟糕：

"我们一定要对您进行检查。"

"为什么所有的'流学家'都要来纠缠我？"

"因为您肯定感染了伤寒。"

"相信我，我没有得这种该死的病，我对它了如指掌，我见得多了。"

"这就是必须做化验的原因。"

沟通无果，只好找来警察。鉴于她激烈反抗，警察干了他们该干的。但他们并不知道这种干预没有任何法律依据。

玛丽被隔离在北兄弟岛一家诊所里。几名记者热衷于报道她的故事，激起了公众对这位天赋异禀、不愿检查、被迫隔离的四旬女人的同情。

在该机构进行的所有杆菌检查都呈阳性。但是，在一个崇尚自由和法治的国度，怎么能长时间监禁一个没有违反任何法律的人呢？三年后，玛丽已经在全国都出了名，她终于被解除隔离。但是她必须遵守以下三条规定：永远不能从事接触公众饮食的职业；定期接受检查；遵守卫生条例以免传染给周围的人。

1910年2月19日，她在庄严地承诺遵守这些条件后，离开了诊所……

时间又过去五年，再也没了这位被称为"伤寒玛丽"的女人的消息。"伤寒"，新姓氏可能给我们传奇般的玛丽带来了灵感……

1915年，曼哈顿一家产科医院突然爆发伤寒疫情，二十五名护士感染，两人死亡。得益于流行病学调查二十年来取得的进步，人们很快发现零号病人是一名刚被雇佣的厨娘，名叫玛丽·布朗。原来布朗是绰号"伤寒玛丽"的玛丽·马伦为能继续从事厨娘这个职业而改的姓。她也曾尝试履行诺言，老老实实地干过其他工作，但是她的手就是为揉面团和调酱汁而生的，而不是洗衣或是其他总会让她回忆起爱尔兰悲惨童年的活计。人们发现她被解除隔离后还是感染了三十多人。这些人怎么这么脆弱！

1915年3月，她被逮捕了，随后再次被关进之前的诊所隔离。尽管法律并无任何涉及健康携带者的条文，她还是被判处终身监禁。得病只是生理上会比较痛苦，健康携带者却会面临法律的惩处——这可能比较接近玛丽的内心感受，只是她无法这样表达。

没人对终身监禁的判决提出异议。美国人素来有细菌恐惧症，而且极度憎恨谎言。记者常来采访她，始终和她保持一定的距离。乔治·索珀想把她的故事写成书。对这些要求，她一概拒绝。她不想出名也不喜欢哗众取宠，只同意在诊所实验室负责几项操作员的活。当然是在严格的卫生条件下。

她做厨娘时摄入了过多的酱汁，再加上她壮硕的身材，这大大增加了她罹患心脑血管疾病的风险。1932年，她中风瘫痪，六年后去世，享年六十九岁。即使她的身体已毫无生气，仍有大量伤寒杆菌在她的胆囊中存活了数日。

玛丽·马伦和玛丽·布朗都已没人再提，只有"伤寒玛丽"永远留在了史册上：她创造了全类别隔离时长的世界纪录，是多次伤寒流行的指示病例，也是最著名最健康的病毒携带者。

7. 奥古斯特

我们永远无法知晓德国铁路公司办事处的小职员德特尔（Deter）先生是否真的对妻子不忠。历史叙事并不适合记录私密的奸情，揭露私情的应该是小说，描写嫉妒、幻想、疯狂和犯罪的应该是文学。在很长一段时间里，我们都对德特尔先生一无所知，甚至连他的名字都不知道。我们知道的与他相关的一切都是由他太太讲述的。他太太说他名叫奥古斯特（August），却又声称自己也叫奥古斯特（Auguste）——在德国，这个名字男女通用。是一位男性奥古斯特娶了一位女性奥古斯特，还是某位小姐在婚后同时放弃了自己的名和姓呢？从小姐到太太的转变过程中，女性身份竟然会消失到如此地步？时至今日，我们仍然可以在上流社会的邀请函中看到"保尔·杜朗先生及夫人邀请您……"这样的表述。不过，德特尔太太并不属于这种情况，无论是结婚仪式还是处女膜的破裂都不足以解释为何她会完全丧失身份，她是心智陷入了一种极度混乱的状态。关于她清醒时的人生，我们只有四处搜集来的一些模糊片段。

她生于1850年，已婚，育有一女，可能生过一对双胞胎，生下来就夭折了——也可能没生过。大约四十五岁时，她开始嫉妒和猜忌，不停地指责丈夫有外遇。她的嫉妒简直到了疯狂的地步。在导致这类婚姻悲剧的因素中，有时很难判断外遇和猜忌各自的占比。是偶然的外遇和严重的猜疑，还是持续出轨和一般的猜疑？我们不想也无法判定德特尔先生无辜，但是我们倾向于第一种假设，因为德特尔太太的精神状态在不到五年的时间里迅速恶化，一段外遇，无论有多明显，显然无法让遭遇背叛的妻子的大脑退化到如此程度，尤其是在男性出轨被默认为大男子主义常规表现的十九世纪。

让我们忘掉男性奥古斯特，只讨论女性奥古斯特——我们唯一的女主角，医学界的名人。1900年前后，她的状态已经非常糟糕：记忆缺失，像精神分裂症患者那样出现妄想和幻听。她能持续数小时不吃不喝，不动，也不说话。她的睡眠越来越差，有时候夜里还长时间大喊大叫。她经常起身拖着床单满屋走动，嘴里嘟囔着丈夫的不忠。没人相信是她丈夫的出轨让她痴呆到这种地步，就算频繁出轨也不至如此。

指责德特尔先生抛弃自己的妻子是不公平的，他坚持了将近五年，后来实在难以为继。最后在1901年11月25日，他终于把她推给了医院。法兰克福精神病和癫痫医院接收了奥古斯特。

法兰克福这家著名的机构有个露骨的外号叫"疯人堡"。当时的医学经常把癫痫、疯狂和痴呆这三类不同情况的病人混在一起。癫痫是最轻的。疯狂用于归类有谵妄症状和带有反社会行为的严重精神疾病的患者。痴呆则指随着年龄增长而出现的智力减退。有老年痴呆，也有早老性痴呆，那是指某些精神病或一些在五十岁之前就出现的认知（智力）障碍。疯狂一词后来从医学领域中消失了。

奥古斯特·德特尔太太的病到底属于精神病学还是神经病学范畴呢？没人能下定论，因为当时这两门学科仍是一家。但是医生还是做出了判断，可能犯了错，我们会在后面看到……

二十世纪初，陈旧的神经精神病体系行将分崩离析。一方面，弗洛伊德的精神分析学准备在精神病学之外自立山头；另一方面，神经科医生倚仗夏尔科的临床方法，想要证明所有精神疾病都来自器质性病变。他们试图证明大脑这个器官和别的器官并无二致，神经元也和别的细胞没有差别。他们希望为每一种精神病症状找出对应的脑损伤。这项任务可谓雄心勃勃，因为脑源性症状多种多样，而大脑损伤又无法得见——当时既没有活检也没有磁共振成像技术，医生只能等到病人死后通过尸检来做出推测性的诊断。

当然，他们不会解剖所有病人的大脑，而是会选择症状最夸张的病例，希望找到更为明显的病变。参与研究的医生会提前选好对象，对其病程进行跟踪，直至其死亡。这的确是一种把治疗无力化作知识进步的好办法。当主任医生得知德特尔太太被收入他的医院时，便选定她为跟踪目标。11 月 26 日，他为这名患者创建了一份新的病历，亲自对她展开询问。询问一直持续到 11 月 30 日，病历里详细记录了其中的几次交流，并留下了医生的评论。

"您叫什么名字?"

"奥古斯特。"

"您姓什么?"

"奥古斯特。"

"您丈夫的名字是什么?"

"我……我想……奥古斯特。啊,我的丈夫。"

"这是您的丈夫吗?"

"哦,不,不,不。"

"您嫁给了奥古斯特是吗,太太?"

"是的,是的,奥古斯特。"

"您多大年纪?"

"五十一。"

"您住在哪里?"

"哦,您来过我们家。"

"您结婚了吗?"

"哦,我不清楚。"

"您现在在哪里?"

"这里和任何地方,这里和现在,您不该把我往坏处想。"

"您此刻在哪里?"

"我们要去那里生活。还有双胞胎。"

"您的床在哪儿?"

"它应该在哪儿?"

医生评论:"她会忘记几分钟前我刚问过她的问题。她重新作答时常常会说:'我想不起来了。'"他讲述了一次餐间交流,当时她正在吃猪肉:

"您在吃什么？"

"菠菜。"

"不，您现在在吃什么？"

"我先吃了土豆然后是辣根菜。"

医生试着让她书写数字。5，她写成"一个女人"；8，她写成"奥古斯特"；其他数字，她说"双胞胎"。她经常重复"我想不起来了"，或者"我完了，可以这么说"。医生指东西给她看，她不记得这些物品的名称。她总是说起双胞胎。从她拿书的样子来看她似乎失去了右半边视野，但是她并没有任何麻痹症。医生记录她的话语是一连串的"胡诌""解述"和"重复"。

有一天，德特尔先生出现了。由于无法承担住院费用，他希望将妻子转移到一家更便宜的医疗机构。大家这才知道丈夫名叫卡尔，并非奥古斯特。不管他是否忠诚，他都经历了妻子生病及病情恶化的整个过程。他已经忍受了妻子的猜忌带来的痛苦，将来还必须承受经济上的沉重压力。医生不愿错过解剖这个与众不同的大脑的机会，决定和病人丈夫协商。他减免了一些费用，而作为交换条件，对方必须签署允许适时对他妻子的大脑进行解剖的书面协议……既然是为了科学的发展，那可以考虑……后来这位丈夫再没有出现过……

三十六岁的主任医生和他研究所里的所有同事一样，既是精神病科医生又是神经科医生，但他首先是神经病理学家。神经病理学是一门新兴学科，专门研究大脑的解剖学损伤和在显微镜下才能观察到的神经元损伤。的确，他见过好多和德特尔太太相似的病例，但是这些患者年龄都在七十岁以上，且没有任何人有如此丰富的既属于精神病学又属于神经病学的症状。对于老年痴呆症来说，德特尔太太过于年轻了，而对于精神病来说她又年纪太大了。她的大脑非常珍贵。医生决心要对这位患者追踪到底，他继续记录她的行为举止："她对于时间和地点完全没有概念……她几乎不记得自己人生中发生过的事……她的回答没有条理，与问题没有任何关联……她的状态在焦虑、猜忌、退缩和呻吟之间迅速切换……她攻击其他病人，其他病人还击。"有时候医生不得不将她单独隔离；当她从禁闭室逃出，她会喊"我不会被切"或者"我不会切自己"。

他给她拍了照片，并描述道："她在自己的床边呆坐了几个小时，看起来愚笨迟钝……她的脸皱巴巴黑黢黢的，让人想起印度老年男性……她似乎脱水了，她在出汗，面容消瘦……睡衣脏兮兮的，浓密的黑色头发总是缠绕在一起……她有某种形式的偏执，幻听，心理社会能力极度低下……她没有方向感……她随手乱放东西，还把它们藏起来……有时候她觉得有人想杀她，会尖叫……"他让她写下自己的名字，并保留了她尝试失败后的纸片，定义了一种奇特的"失忆所致书写障碍"。

面对如此纷繁复杂的症状，多种诊断在这名年轻的临床医生脑子里乱作一团。他在三个不同的结论之间犹豫不决：极其早发的重症型老年痴呆症；伴有早发性老年痴呆的迟发性精神病；一种他非常希望描述和分析的新疾病。

暂时，他用"遗忘症"来称呼这种不断恶化的疾病，因为病人最后只剩下极为零碎的记忆。这位神经解剖学家迫不及待地要揭开这个混乱的大脑含藏的秘密，但是他却不知道应该给出怎样的治疗方案。于是，他按照惯例要求她每天泡数次热水澡，并进行户外运动，做体操，接受按摩。时至今日，这仍然是这种后来以他的姓氏命名的"疾病"的最好的预防和治疗方法。这位医生名叫阿洛伊斯·阿尔茨海默（Alois Alzheimer）。

除了传染性疾病、流行性疾病，以及会导致孤儿病的新突变，从古至今的智人都会得同样的躯体和精神疾病，他们苦于同样的退化变性、同样的功能减退、同样的衰老进程。但是，疾病的表现形式和我们看待疾病的方式演变迅速。疾病的名称，组合或分离各种症状以定义一种或多种不同疾病的方法，用于探测人体从而确定正常标准的技术，对病痛进行分类的方法，对生命进程的演变和起伏进行归类的方法，正常生理、退化、修复及衰老之间的界限，这一切都经常会有变化。

奥古斯特·德特尔与阿洛伊斯·阿尔茨海默相遇在神经元显微镜检查快速发展的时代。通过一些奥妙的操作，德特尔的病先是变成了阿尔茨海默"的"病，随后被彻底遗忘，直到二十世纪末卷土重来，一跃成为除癌症外最令人恐惧和最受关注的疾病。

这个故事可以精练为两句话：德特尔太太有两种"疾病"；阿尔茨海默医生有两位导师。让我们暂且认为奥古斯特的两种病一种是精神病，一种是早发性老年痴呆。阿尔茨海默的两位老师分别是埃米尔·克雷佩林（Emil Kraepelin）和弗朗茨·尼斯尔（Franz Nissl）。

埃米尔·克雷佩林在慕尼黑行医，是世界著名的精神病科医生。他率先描述了躁狂抑郁型疯狂，后来这个病被命名为躁狂抑郁型精神病，近年又更名为双相情感障碍。在精神病学中，疾病名称逐渐变得平和会带来双重影响：一方面能减轻对病人的污名化；另一方面，诊断会将疾病的轻症形态都包含在内，从而导致确诊病例的增加。埃米尔·克雷佩林对精神分析学持批判态度，不遗余力地寻找与大脑疾病对应的器质性病变。所以他非常欣赏神经病理学家，比如他培养的阿尔茨海默医生。

弗朗茨·尼斯尔是一名神经病理学家，他改进了银染法来观察神经元细胞体，而在此之前只能看到轴突①。他向比自己只小几岁的阿尔茨海默传授了这项新技术。在1901年碰到那位使得他名垂青史的女病人之前，阿尔茨海默对血管性痴呆、精神病、法医精神病学及癫痫都饶有兴趣。但是在了解过尼斯尔的染色法后，他全部的兴趣都倾注到了神经病理学上。1903年，他以神经病理学家的身份在埃米尔·克雷佩林领导的慕尼黑皇家精神病诊所谋得一个职位。为此他不得不离开法兰克福，放弃他曾决心要分析的奥古斯特·德特尔的大脑……

才不。

他要同事定期向他提供这位女患者的消息，并在她死亡时及时通知他。后来卧床不起的德特尔太太于1906年4月8日因褥疮引发败血症而死亡。正如之前所承诺的，法兰克福的医生第二天就给阿尔茨海默医生打了电话，并送去了他期盼已久的大脑。

医学史上有时无法判断导致一种新增疾病的到底是医生还是病人，奥古斯特·德特尔的大脑解剖就是其中一例。本例中，病人确实病得非常严重。但是有些时候，在一些既没有表现出痛苦也没有出现症状的人身上也发现了疾病，如2型糖尿病和动脉高血压。

阿尔茨海默注意到，在看似正常的神经元中间，有"一个或

———————
① 每个神经元包含一些丝状体（树突）、一个细胞体和一个轴突。轴突的突起很长，能触及其他神经的树突。轴突聚集在一起构成神经。

多个厚度特殊且在浸银时表现出特殊着色能力的原纤维"。事实上，当时已在多种神经系统退行性疾病中描述过这些神经原纤维，真正新颖之处在于银浸染技术让它们变得更为清晰可见。阿尔茨海默将此描述为"神经原纤维退化变性"。

解剖继续进行，他还描述了如今被称为"淀粉样蛋白"的著名斑块，它们被认定为这种以他的姓氏命名的疾病的诊断依据："许多小型栗粒样病灶出现在上层脑组织中，这些病灶由特殊物质在皮层中沉积而成。"事实上，这些斑块存在于所有老年痴呆症，只是从未被如此精确地描述过。现在我们知道这些斑块是由堆积在细胞间的 β-淀粉样蛋白沉积而成。最后他还发现一些脑动脉中存在动脉粥样硬化的迹象，这在所有衰老的动脉中都能看到。

显然，除了患者相对年轻和使用了银染法从而得以更好地观察神经元外，解剖结果其实并无新意。德特尔太太究竟是精神疾病导致大脑过早衰老，还是她罹患的确实是一种未知的新型疾病？

在克雷佩林的再三鼓励下，阿尔茨海默决定在 1906 年 11 月 4 日蒂宾根的第 37 届德国精神科医生大会上提交这个病例。他这位患者的临床症状和针对她大脑的组织学分析并没有引起过多的关注。他指出，"这种病程如此特殊的疾病最近大幅增长"，试图以此激起大家的兴趣。但他在此地犯了一个典型的错误，混淆了疾病的增长和描述方式的进步。

他花了一年时间来撰写文章。1907 年，题为《大脑皮层一种特有的严重疾病》的文章正式发表。这位诚实的科学家承认，需要解剖更多的大脑才能确定这是一种新的疾病而不是退化变性或衰老的一种快速形式。尽管如此，他依旧遭遇了冷漠。截至 1910 年，仅仅出现了五例对这种所谓的新型疾病的描述。和他 1906 年为了吸引听众的关注而提出的论断相反，德特尔太太显然是一个罕见病例！

他鼓动他的朋友意大利医生加埃塔诺·佩鲁西尼（Gaetano Perusini）去寻找相似的病例。后者在 1909 年谈及"几种老年人的精神疾病"时发表了一个病例。但他并未得出这是一种新型疾病的结论，他这样总结："其病理进程让人联想到老年痴呆症的主要特征；然而，这些患者的疾病影响范围更广，尽管其中一些人出现了早老性痴呆的特点。"另有两名精神病科医生，弗朗西斯科·邦菲利奥（Francesco Bonfiglio）和奥斯卡·费舍尔（Oskar Fischer），也记录了一些出现相似症状的病例。稍后，阿尔茨海默又发表了某个约翰·F.（Johann F.）的病例，其症状始于五十四岁。但奇怪的是，他并未出现神经原纤维变性。总之，没有证据能证明这是一种新型疾病，这些医生没有一个敢这样断言。

如果医学仅限于临床，那么今天我们可能还是会认为奥古斯特·德特尔的精神疾病是早发性老年痴呆的某种影响。但当时临床精神病学和临床神经病学正逐渐被显微镜，也即解剖病理学所取代。而且，最重要的是，大教授埃米尔·克雷佩林希望证明神经和精神方面的疾病与其他疾病一样都是器质性疾病，精神分析学家纯粹胡说八道。

虽然病例数量不足，解剖病理学数据与临床症状也并不完全一致，克雷佩林还是决定将其定义为一种新的疾病。他需要给疾病命名，但是又不能堂而皇之称之为克雷佩林病。佩鲁西尼、邦菲利奥和费舍尔的名字很快被舍弃，最后他选择了他的学生兼同事阿尔茨海默的姓氏。德特尔太太就这样正式成为了第一位阿尔茨海默病患者。

老年痴呆症的名称依旧保留，而早老性痴呆变成了阿尔茨海默病，即使根本无法在两者之间找出哪怕最微小的区别。到了今天，它们又被混在了一起，因为我们把所有痴呆症都称为"阿尔茨海默型老年痴呆"，英文缩写为 SDAT。我们仍然无法区分衰老和疾病，或者更确切地说，我们根本不打算区分。

1910 年，克雷佩林在自己的著作《精神病学手册》第八版中正式签署了阿尔茨海默病的"出生证"。他对这种新型疾病仍然信心不足。他在书中诚恳指出"这种疾病的临床表现仍然有不确定性。虽然解剖结果表明这是老年痴呆的一种特别严重的形式，但是事实上这种疾病有时候可能在五十岁之前出现"。总之，这究竟是一种全新的疾病，还是常见痴呆的一种得到精确描述的重症形式，抑或只是单纯的早衰，生物医学无法判断。一直到很久以后，人们才做出选择，但个中原因与科学本身并无关联……

包括阿尔茨海默本人在内的多名医生都惊讶于几个通过新的银染法观察的大脑在这么短的时间内便促成了一种独立疾病的描述和命名。克雷佩林实验室是这一新发现的最大受益者，它的声望大大提升，获得了更多的研究资金。意见领袖有影响力的著作仍然是吸引资助的最佳招牌，而资金又使得进一步证明或推翻其观点成为可能。

然而，阿尔茨海默病差点就从疾病分类中消失了。很快，弃这一命名于不顾，人们开始谈论血管性老年痴呆。虽然随着人类平均寿命的延长，老年痴呆的发病率和严重程度都在上升，但再也没人提起阿尔茨海默病，即使所涉患者相对年轻。

接踵而来的多项医学发现使得这种"遗忘症"变得更加没有了存在感。1960年代末,多名研究人员证实,所有衰老的大脑都包含神经原纤维和淀粉样蛋白斑块。这么说来,所有的阿尔茨海默病都是老年痴呆,阿尔茨海默病根本就不存在。临床医生也意识到,区分早老性痴呆和老年痴呆根本没有任何意义。他们发现症状的复杂和严重程度与神经解剖学病变的数量并没有关联。唯一可以确定的是,神经原纤维和淀粉样蛋白斑块的数量会随着时间的推移而逐渐增加。故事到此为止……

神经病理学居然揭示了大脑和其他器官一样也会老化!这在从前谁能想到?大脑的奇特之处在于其症状之丰富。但因此就说这是种疾病,那就好比因为通过显微镜观察到真皮中弹性纤维和成纤维细胞消失而把皱纹当成疾病一样荒谬。

可是,为什么在被遗忘近一个世纪之后的1980年代,阿尔茨海默病又突然成了西方最常见最可怕的疾病呢?如此浩大的声势只能归因于市场对健康信息的操纵。1960年代,公立机构把临床研究托付给了药企,后者很快发现真正的患者能带来的收益并没有从健康人那里赚取的利润高。显然,应该将整个信息传递集中在增加健康人的风险意识和对衰老的恐惧上。不过几个月时间,老年痴呆症这一病名就消失了,取而代之的是阿尔茨海默病。稍有认知缺陷马上就会触发警报,被认为是阿尔茨海默病的前兆。前所未有的灾难像大范围流行病一样在地球表面蔓延开来。

奥古斯特·德特尔和阿洛伊斯·阿尔茨海默都无法想象如此乱象。至于克雷佩林,或许他会后悔自己玩弄的花招,即便他诚实地指出了这种诊断的稀有性:"阿尔茨海默病是一种患病对象相对年轻的罕见的退化性痴呆"。1990年代,这种病从稀有变得常见；没有任何神经科医生还能为其他研究课题争取到补助金。研究人员开始系统地寻找阿尔茨海默病的易感性基因，他们发现或怀疑的基因超过一百个。毫无疑问，他们还会发现更多类似基因，因为所有基因本质上都对衰老易感。基因学是最有希望出成果的领域……

治疗方面，基于上述还原论思路开发了一些药物，但都被证明无效且有害。不老丹还有待挖掘……

如今，患上这种生造之病的人如能逃脱药物治疗，积极锻炼，并接受阿尔茨海默所理智倡导的抚触和按摩，他们的生活质量就能稍高一些，寿命稍长一些。但是，每个人总有一天会因衰老而死亡，由医药企业资助的患者协会借此营造出一种尸横遍野的恐怖氛围：卫生当局究竟要等多久才会出手？

有些人甚至建议对这种疾病尽早筛查。要对一种除了通常的健康饮食方案外根本不存在任何治疗建议的疾病开展筛查，这实在是令人诧异。为什么不干脆建议在产前进行筛查，然后通过治疗性流产来消除有衰老风险的胚胎呢？

停止嘲讽，我们还是保持乐观吧！好在这种疾病的蔓延并不像预期那样严重。最严谨的流行病学数据证实，老年痴呆或者所谓的阿尔茨海默病最近二十年来在持续减少。城市马拉松、减少吸烟、园艺劳动、全年龄段教育、增加爱抚、批评悲观媒体或将成为这种疾病的变革性治疗方法。尤其要注意避免滥用精神类药物（镇静剂和抗抑郁药），它们是大脑早衰的罪魁祸首。

坦白地说，如果奥古斯特·德特尔服用了安定药物，可能她因妄想而遭受的痛苦会有所减轻，因为她明显患有严重精神疾病。

1996 年，一些爱好历史的医生找到了阿尔茨海默为他这位著名的女患者撰写的医疗档案。我们可以再次肯定，症状的复杂和严重程度与淀粉样蛋白及神经原纤维病变之间没有任何对应关系。精神病患者同样也会衰老。这些医生没能知晓德特尔先生对妻子的不忠程度，究竟是有点儿，非常多，还是根本就没有。医学从来无法理清个案的所有细节。

阿尔茨海默医生去世 80 周年时，一座纪念馆在德国巴伐利亚马科特布莱特镇他出生的房子里落成。礼来制药公司买下了这座房子，改造成了纪念馆。让神话维持下去非常重要。或许能有一种新方法再度启动阿尔茨海默"机器"……

因为死神仍然在四处游荡。

8. 性别屠杀

有些问题不管如何处理，似乎总是政治不正确。移民、堕胎、同性恋、间性、穆斯林面纱、同性婚姻、同性恋父母收养、安乐死和代孕就属于这类永远充满争议的话题。在这些问题上，讲任何分寸都不被容忍，任何和解都极其可耻，任何质疑都是歧视，无论达成何种共识都不能令人满意。持极端立场的人看到别人有一丝犹豫就大喊大叫。他们对推动思想进步漠不关心，仅仅满足于用自己的极端主义给媒体提供素材，而后者也对此甘之若饴。

性与性别相关问题位于人类为摆脱动物身份而建立的文化建筑的顶端。必须看到，我们与其他哺乳动物在性机制方面已经有了天壤之别，即便我们对此的了解还不全面。性禁忌造就了我们的文化。和其他物种相比，我们的性行为与生殖之间的分离更为彻底。我们的化学环境改变了一些性分化步骤，多种文化因素和环境因素则导致了心理性别的增加，使得我们与最初的性别二元论渐行渐远。

从医学视角来讲述下面这两个故事，原则上讲就是政治不正确。因为医学只是不久前才开始关注生殖和性的问题。生育辅助和避孕始于1960年代，性学的历史也并不更悠久。至于跨性别的相关问题，如果有些医生尤其是外科医生从未对此产生过兴趣或许会更好。

莉莉

1882年，埃纳尔·韦格纳（Einar Wegener）在丹麦出生时，助产士们齐声说"这是个男孩"——快速查看新生儿的生殖器后宣布其性别是惯例。但是，在极罕见的情况下——大约五千例中有一例，孩子的性别很难立即分辨。那个年代，人们还不知道非整倍体①，间性的观念更是完全不可接受的。所以，若性别无法确定，人们会选择新生儿的生殖器最接近的那个性别；有时候也会随机决定。当时，性别完全由会阴形态来定义②，这就导致了所有性别决定层次也都是二元分类③。我们当代人在想象非二元

① 非整倍体是一种染色体数目异常，21-三体综合征（先天愚型）就是其中一种情况。对于性染色体而言，有大约12种非整倍体类型会导致雌雄间性，但通常孩子生殖器外观正常。
② 会阴性别由会阴部可见的外生殖器决定。
③ 今天，科学和社会的发展导致了多个其他性别决定层次的出现：基因层次，性腺层次，配子层次，激素层次，内生殖器层次（体内生殖器官），躯体层次（外表，第二性征），心理层次（内心感知），性欲层次（性吸引类型），最后还有法律或行政层次。性别在这些层次上的定义不一致的情况并不少见。

的性别决定层次上依然面临着很大的困难。对于埃纳尔·韦格纳，助产士们没有任何疑问，这就是个男孩，这名新生儿就是长着一副男性生殖器。

童年的埃纳尔也没有任何怀疑。少年时期，他同样无法想象挑战这种确定性。女孩们看起来那么漂亮。他喜欢她们走路的姿态，欣赏她们双手托着下巴或者伸长脖子的样子；她们的颈背让他着迷。

进入哥本哈根皇家美术学院后，他遇到了格尔达·戈特利布（Gerda Gottlieb），一个从法国移民到丹麦的漂亮女孩。她也和他一样对绘画充满热情，而且她的颈背非常完美。1904 年，二十二岁的他和十九岁的她结婚了。他们俩后来都成了知名画家，格尔达擅长肖像画、素描和时尚插画，埃纳尔则是风景画。

格尔达觉察到了丈夫在性别上的摇摆了吗？可能吧。有一天，常用的模特不在，她求助于埃纳尔，让他穿上她为时装杂志插画人物准备的衣服、长筒袜和高跟鞋来摆各种造型。埃纳尔竟然对这次客串感觉良好，他将自己的模特才干向格尔达展露无遗，于是格尔达决定继续这个游戏。两位艺术家乐此不疲，游戏的范围也扩大到了性和社交领域。埃纳尔越来越迷恋这种感觉，他甚至扮成女人在格尔达的陪同下参加晚宴。格尔达请朋友们原谅埃纳尔未能出席，并介绍说"她"是埃纳尔的妹妹，名叫莉莉。埃纳尔和他妹妹竟然如此相像，大家对此颇感惊讶，只有最好的朋友对莉莉的真实身份有所怀疑。亲戚们认识埃纳尔真正的妹妹，他们没有怀疑；他们发现了这对堪称和谐典范的夫妻发生的奇怪变化。格尔达乐意接受这种情况，因为以丈夫为模特，她创作出了自己最好的肖像作品。这些女子美丽优雅，嘴巴精致，眼如杏仁，躯体稍显男性化，姿势充满了诱惑，销路极佳。

在艺术家的世界里一切皆有可能。然而，随着时间的推移，真相逐渐显现出来，这个游戏的悲剧色彩也越来越浓。埃纳尔只有在扮演莉莉时，才能感受到由衷的快乐。夫妻俩的社会关系难以为继，即使艺术家的圈子包容性更强，朋友们还是渐渐疏远了他们，只剩下几位死党。1912年，夫妻俩决定去巴黎定居。巴黎是一座无节制的城市，是艺术之城，时尚之都，也是自由之城和放纵之城。埃纳尔心里清楚，自己可以在这里更洒脱地公开以女人的身份生活。其实埃纳尔已经不复存在了，他完全变成了莉莉，再也不愿回头。格尔达也明白这点。这就是他们的生活……他们永远不会分离。

格尔达大获成功，求画的人越来越多。莉莉过着社交名媛的日子，几乎完全放飞了。1913年，他们的秘密被彻底揭开。公众得知格尔达那些以性感女人为主题的画作只有唯一一位模特，就是她的丈夫。夫妇俩名声大噪。时间还没有到一战过后的疯狂年代，但是巴黎上流社会的生活已经相当疯狂了。

埃纳尔并不是同性恋，他仅有的几次与男性的亲密关系都以失败告终，他只是个女人。他想完完全全变成女人。第一步是更名：埃纳尔·韦格纳彻底消失了，变成了莉莉·埃尔文内斯（Lily Elvenes）。但是这丝毫没能改变他与生俱来的不幸。

格尔达和朋友们建议他去咨询心理学家。

"心理学家并不能把我变成一个女人，而我除此以外别无他求。"

"是的，但是你很沮丧，他们可以帮助你。"

于是从粗俗的心理学家到无知的医生，从正规的放射治疗师到异想天开的江湖郎中，莉莉到处求助，希望找到一个知道如何使他男性身体中隐藏的女人出现的人，那个莉莉有时甚至疯狂地梦想有一天能生孩子。

朋友向他推荐马格努斯·希施菲尔德（Magnus Hirschfeld）医生，此人在柏林成立了第一家性学研究所，并为同性恋合法化积极抗争。

"我不是同性恋，我是一个女人。"莉莉不停地重复。

"是的，但是据说他能理解所有的性别困扰，甚至会考虑手术改造。"

于是1930年，极度抑郁并已明显流露出自杀倾向的莉莉揣着不甚实际的期望，前往柏林拜访这位医生。

在那个年代，睾丸切除术只针对肿瘤病人，纯粹为个人便利而实施手术以减少睾酮分泌被认为是相当野蛮的行为。但是，面对莉莉的坚持和无助，希施菲尔德医生最后还是同意了。当病人的诉求超出了时代的伦理标准时，我们可以质疑医生的协助究竟是为病人着想还是有着其他目标，比如研究、实验、职业生涯、个人荣耀。当然，如果愿意承担风险，两个成年人之间达成这种协议是可以接受的。

手术成功了，莉莉再也不会分泌睾酮。她不再画画，以便更好地埋葬她作为男性的过去。她更改了身份证件，正式启用莉莉·埃尔文内斯这个名字①。莉莉想得到更多，她急切地想完全变成女人，仅仅切除睾丸对她来说还远远不够。

---

① 更出名的是她的假名莉莉·易北（Lili Elbe），这个名字是由报道她在易北河岸德累斯顿的手术经历的女记者起的。

于是莉莉去了德累斯顿，那里有一个名叫库尔特·瓦尼克洛斯（Kurt Warnekros）的人在实验动物变性手术，希望能在这一尚无人探索的领域功成名就。显然，莉莉是开启人体实验的理想人选。他给她实施了手术，切除了阴茎，移植了卵巢。他在部分报告中隐瞒了莉莉已有两个未发育卵巢的事实，他应该是理解不了怎么会出现这种情况。因为他无法知晓埃纳尔/莉莉患有当时尚未发现的克莱恩费尔特综合征[①]。虽然很难评判我们昨日的同行，但是卵巢移植确实非常愚蠢，注定会失败。事实上，莉莉随后又动了两次手术，一次是取出异体卵巢，一次是修补移植排异带来的损害。所有这一切更像是一场屠杀而非性别重塑[②]。

媒体对第一个性别重塑病例大肆报道，莉莉和她的外科医生也都成了名人。无疑被盛名冲昏了头脑，这一全球首例的两位主角未能适可而止，莉莉开始异想天开而外科医生即将带来一场灾难。

虽然和格尔达关系良好，但莉莉还是要求解除他们的婚姻关系，她想和一名艺术品交易商结婚，甚至公开说想给他生孩子。离婚没法办理，因为改变身份后，官方记录里已经不存在埃纳尔这个人了。只能由丹麦国王出面颁布一项特别法令。国王当然不会冒天下之大不韪拒绝这对著名的伉俪。

为了让莉莉能够正常生育，瓦尼克洛斯医生于 1931 年 6 月冒

---

① 这种综合征影响男孩的几率大约为五百分之一；原因在于多了一个 X 染色体，即性染色体型为 XXY。与之对应的是特纳综合征，该病患者缺少 X 染色体，即性染色体型为 X0，大约会影响两千五百分之一的女孩。通常孩子的会阴性征外观正常。

② 应间性与跨性别人士要求实施的所有外科操作目前被冠以性别重塑或性别重新分配的名称。虽然病人有时自称满意，但是这种手术的结果仍然充满争议，而且并不能解决和间性相关的各种生理和心理问题。

险为她实施了阴道成形术①和子宫移植。即使用当时的眼光来看，也能料到这两场手术注定惨败。阴道成形术在技术上根本无法实现，因为它需要用到阴茎和睾丸的皮肤，而莉莉的这些器官都已经被切除。子宫移植即使在今天也仍然困难重重，况且当时莉莉已经有过一次排异反应，再移植子宫堪称疯狂。果不其然，莉莉的身体排斥移植来的子宫，她患上了败血症。在经历了磨难和希望交织的十四个月后，她于1931年9月13日死于败血症。

无论是过去还是今天，对于一个主要涉及心理和存在的问题，外科手术极少能带来好的效果。目前我们倾向于帮助间性人士带着他们拥有的器官按照自己所认同的性别生活，并在他们内心痛苦时给予陪伴。但是，医学和其他领域一样，有需求总会有供给。而市场法则既不会关注风险收益比，也不会在意对长期整体结果的评估，它在乎的仅仅是即时的经济收益。

埃纳尔/莉莉是性别重塑外科手术的零号病人，他的不幸在于他的痛苦、自身的固执和碰到一位鲁莽冒失、以自我为中心的外科医生。他们俩都是成年人，是在交流沟通并达成一致后才开始行动的，我们的批评应该适可而止。与下一位病人所遭受的心理压迫和精神操纵相比，手术刀的野蛮伤害简直不值一提。

大卫

包皮环切是一种非常古老的习俗，时至今日在很多民族中仍

---

① 非常复杂的外科手术。首先摘除睾丸和阴茎，然后将阴茎皮肤内翻，以缝到体内。龟头用来构造阴蒂，包皮用于构造小阴唇，阴囊用于构造大阴唇。

然具有顽强的生命力。我们不知道它的确切起源，但是肯定在公元前3000年就已经在上埃及出现了。这种手术的兴起最开始可能是出于卫生方面的考量，后来就演变成了一种仪式。这不是一个普通手术，而且风险收益比为负，即便有几项研究提到它可能减少了艾滋病的传播。我们谴责包皮环切术，并不在于它成为了一种仪式，而是因为实施这种伤残并不会征求主要当事人同意。同样，这个话题在法国也是政治不正确的。

包皮环切严重伤害了布鲁斯·赖默（Bruce Reimer）的健康，甚至导致了他的死亡。医疗错误接二连三地出现在这个可怜的男孩身上，足以构成一份悲惨的普莱维尔式清单[①]。

布鲁斯1965年出生在加拿大的曼尼托巴省。八个月大的时候，他接受了包皮环切术。并非出于什么民族习俗，而是为了治疗包茎[②]。在1960年代施行这些手术的医生应该已经知道真正的包茎是一种非常罕见的先天性疾病，在六岁包皮自然回缩前无法诊断。六岁后仍无好转的包茎准确说法是钳闭性包茎，恰恰源自反复不必要地让包皮翻转的操作。换言之，只要我们不再处心积虑地想让男孩的包皮翻转，包茎现象将从地球上消失。但不得不说，在与性有关的事情上，笼罩我们这一物种之上的文化建筑生命力相当顽强。

如果仅仅是因为并不存在的包茎而经受了一次包皮环切，那么布鲁斯的不幸根本不值一提。那将只是每年数百万计的过度医疗行为中的一例，众多执业医生甚至以此为唯一目标。

---

① 法国著名诗人、歌词作者雅克·普莱维尔曾写过一首题为《清单》的诗，没头没尾地罗列了一堆事物。——译注
② 包皮口狭小导致包皮无法缩回。

1966 年 4 月 27 日，外科医生让-玛丽·于奥（Jean-Marie Huot）用一个博威牌电烧灼器为布鲁斯实施了包皮环切术。这是第二个错误，因为这种设备被禁止用于指尖和生殖器。但是，医生们有了新的"玩具"后就会忍不住去使用它，就像为了收回昂贵的断层扫描仪或光纤内窥镜的成本，他们让病患做了大量无用检查。电灼器严重损伤了这名无辜婴儿的阴茎，只能将其切除。就这么简单。布鲁斯永远无法玩弄自己的小鸡鸡，他的父母和医生也再没机会捣鼓他的包皮让它翻回去了。

如果事情到此为止，我们只是会犹豫到底应该以怎样的情感来评判人性，应该为他们愚蠢的唯利是图的行为而愤怒，还是应该对他们因此而遭受的折磨表示同情。但是故事还在继续发展……在经历了医生的误诊和外科医生的误操作后，布鲁斯不得不继续面对一名心理学家和他的理论，这将给他带来更大的伤害……

布鲁斯·赖默有一个同卵双胞胎兄弟名叫布瑞恩（Brian）。两人都被诊断为包茎，但是在兄弟遇到麻烦后，布瑞恩奇迹般地逃脱了他本来也必须承受的包皮环切术。顺带说一句，布瑞恩的包茎后来自愈了，证实诊断和手术都毫无用处。这里提到布鲁斯的双胞胎兄弟并非只是为了谴责医学上的包皮环切术，而是因为这对双胞胎兄弟——一个失去了阴茎，另一个拥有这一重要的男性器官——成为了新的外科和心理实验的对象。最糟糕的事情就要发生了……

布鲁斯的父母不知所措，内疚不已，他们四处求医，被建议去咨询心理学家。心理学总是善用无所不知的外衣来伪装自己，因此被认为有能力拯救一个不幸被切除了阴茎的男孩。

约翰·莫尼（John Money）向布鲁斯提供了帮助，造成了他人生最大的不幸。这位心理学家和性学家当时已经在性发育和性别认同领域小有名气。他认为性别是一种源于教育的智力构架。他严格按照字面意思来理解西蒙娜·德·波伏瓦那句充满挑衅性的格言："女人不是天生的，而是后天变成的。"在他看来，这种改变，只要强制即可。他是对间性人士进行强制性别重塑的忠实拥趸，认为必须使他们符合二元解剖性别模式：要么女性，要么男性。可能这位心理学家威望太高，竟然没人向他指出，他对性别身份可塑性的深信不疑和对解剖学性别多样性的视而不见之间存在着不可调和的矛盾。这是对人类心灵和身体构造的双重无知。

这位神棍劝说布鲁斯的父母摘除他的睾丸，把他当作女儿抚养长大。似乎这样一来一切都迎刃而解了！布鲁斯的父母同意了，他们在儿子二十二个月大的时候摘除了他的睾丸，给他改名布伦达（Brenda），为他购买"真正的"女孩衣服和"真正的"女孩玩具。他们把"真正"的补创膏贴在"真正"的诱饵上。掩盖一个医疗错误的最好方法似乎是再犯一次医疗错误。

我们回过头来看看布鲁斯/布伦达的兄弟布瑞恩。这个双胞胎兄弟对于约翰·莫尼来说简直千载难逢，他可以利用这个孩子来做一项其他任何人都没有机会实施的实验，在众目睽睽下证实自己的性别理论。因为这两个孩子拥有同样的基因、同样的子宫内环境和家庭环境。而且这还是第一次在一个既不涉及任何染色体间性形态，也没出现任何激素所致性别分化障碍的真正的男孩身上进行性别重塑。他是一个完美的实验对象，一定会引发轰动，所有的科学杂志都会抢着刊发结果。

可怜的布鲁斯/布伦达不得不长年接受这名伟大理论家的心理治疗，后者要转变他的性别认同，将他从心理上变成女孩。为让布伦达的乳房能够发育，约翰·莫尼在他的整个青春期都在给他使用雌激素。这次性别重塑若能大获成功，他将名利双收。

遇到实验结果和理论不符的情况，理论家可能会发疯、撒谎或者使坏，甚至三种情况同时出现。布伦达越是一直觉得自己是个男孩，而且只是男孩，约翰·莫尼就越是起劲地对外宣传实验成功。他以"约翰/约安案例"为题连续发表了多篇文章，声称性别重塑取得了成功。他写道，布伦达和布瑞恩的行为与所有的兄妹一样，一个像女孩，另一个像男孩。这些学术文章并没有在定义女孩和男孩的举止上花费力气，因为作者认为这是显而易见的。

到了青春期，布伦达因使用雌激素而发育的乳房成了性别重塑成功的证据之一。真是奇怪，在约翰·莫尼眼里乳房突然就成了性别认同的唯一容器（contenant）。他的二元性别观显然越来越倾向还原论。他宣称坚信性别能随意重铸，哪怕在间性案例以外的场合。西蒙娜·德·波伏瓦若是知道自己被曲解至此，怕是九泉之下也不得安宁。

十三岁时，布伦达有段时间得了自杀型抑郁症，他向父母宣布如果他们继续强迫他去见约翰·莫尼，他就自杀。

布伦达这个假女子觉得自己越来越像男孩，他的声音变得低沉，他的目光也只会追随女孩的身影。莫尼对此无动于衷，却建议他接受阴道成形术。十三岁的布伦达严词拒绝了。她/他也拒绝继续使用雌激素，并搞来了睾酮的处方。一直处于被操纵和服从状态的父母终于决定结束儿子的心理治疗。谨慎起见，约翰·

莫尼决定停止发表关于约翰/约安案例的文章。

约翰·莫尼失败得如此彻底，甚至于十五岁那年，布伦达决定重新变回男孩，他改名大卫（David）。布鲁斯/布伦达/大卫，一个货真价实的男孩子，在父母和生物医疗两方面一连串的错误之下，失去了阴茎和睾丸，大脑被强制性的心理治疗长年摧残，性别认同被所谓的大拿任意践踏，他究竟会变成什么样？

他在二十二岁时接受了双侧乳房切除，后来还尝试了两次阴茎成形①，并与一个已经有三个孩子的女人结了婚。然而悲剧继续肆虐，紧追不舍。他的双胞胎兄弟布瑞恩在了解了真相之后难以接受，出现了严重的精神问题。布瑞恩将自己所有的不幸都归咎于父母，与父母的关系非常恶劣，还跟妻子离了婚。

新生的大卫·赖默——他保留了自己的姓氏——决定将自己作为强制性别重塑零号病人的故事写下来。他的书遏制了这种手术的流行，使它不再被强加给未成年人。然而诉诸文字并不足以弥补他人生中积重难返的错误。三十八岁那年他自杀了，悲剧人生终于落下了帷幕。而他的双胞胎兄弟布瑞恩情况恶化，在他去世前两年也已自杀身亡。

可怜他们的父母，当年竟然没人敢告诉他们包皮只是一块普通皮肤，与其他皮肤没什么两样……

---

① 阴茎再造手术。难度非常大。

9. 两个特别的编号

我们身上栖息的多种细菌会视情况转化，从平和的互利共生或偏利共生菌株变成肆虐的致病菌株①。葡萄球菌和链球菌，幽门螺杆菌（*Heliocobacter pylori*）和大肠埃希菌（*Escherichia coli*，又名大肠杆菌）都是如此。后者的情况尤为奇特。

神奇的 EcN 1917

人类疯狂的战争是病毒和细菌流行的温床。第一次世界大战期间，腹泻、斑疹伤寒和流感致死的人数比大炮和刺刀还要多

① 互利共生是两个物种之间形成的互利关联。偏利共生物种以另一物种的排泄物为食而不对其造成伤害。致病物种是会引发宿主疾病的物种。

得多。

战争促进了外科医学的发展，也推动了微生物学的进步。1917年，在一场痢疾感染了所有战友的情况下，一名德国士兵竟然神奇地幸免于难。伤寒、副伤寒和其他沙门菌病接踵而至，医院人满为患，并成为传染病的重灾区，但这名士兵却一直非常健康。

弗莱堡附近一家军队医院的负责人阿尔弗雷德·尼斯勒（Alfred Nissle）医生关注一种奇怪的现象有段时间了。他发现某些细菌会阻碍其他一些细菌的生长。在亚历山大·弗莱明（Alexander Flemming）发现青霉菌能抑制葡萄球菌前十多年，尼斯勒已经注意到某些大肠杆菌能遏制沙门菌。他在询问后得知，这名士兵逃过了该地区之前所有的致命腹泻。在巴尔干地区战斗期间，他还奇迹般地幸免于一场志贺菌病①的大流行。

尼斯勒开始琢磨该士兵是否携带了一种保护性的细菌。在实验室检查他的粪便时，他发现了一种和正常情况下我们肠道中的大肠杆菌不同的大肠杆菌。大肠杆菌家族成员众多、各行其是、差异巨大。尼斯勒想办法将这种看似无害的大肠杆菌分离了出来。他当时并不知道针对该微生物的研究后来会经久不衰，而且还会以他的姓氏和发现年份为其命名，那便是尼式大肠杆菌1917（*Escherichia coli Nissle 1917*，缩写为 EcN 1917），简写为 EcN。

基因学后来发现并非所有大肠杆菌都携带致病基因。EcN 就是其中一例，而且它还拥有一些额外的基因能抵御甚至消灭肠道病原菌。这是一种非常温和的大肠杆菌，它通过基因水平转移获

---

① 志贺菌引发的腹泻。

得了新基因。基因水平转移是个体间直接发生的基因交换；科学家稍后发现，这正是细菌发展自身抗生素抗性的主要方式。EcN从肠道微生物组的邻居那里取得新基因，并逐渐把它们并入自己的基因组。因此，和后来的青霉素一样，EcN也是一种偶然发现的天然抗生素，而且是第一种。

最近，研究人员发现它有消炎作用，而且对炎症性肠病（IBD）[①]有轻微的治疗效果。这些疾病会间隔一段时间突然发作，而EcN能略微降低发作频率。

医学上最后通常是商人掌控局面，这次也不例外。有些国家，如全民都对药物充满热情的瑞士，把EcN制成了一种用于肠道炎症治疗的益生菌[②]。还有些国家甚至把它纳入肠易激综合征（IBS）的处方，也就是说让每个人都用到它，因为这种诊断简直就是万能钥匙，什么锁都能开。

要是生命可以全部归结为生意那就太美了。科学家非常清楚生命的平衡有多容易被打破，他们发现EcN益生菌会产生一种对肠道细胞有毒的物质，助长结肠癌。眼下有益的东西从长远看却可能有害。很多事情都是这样：兴奋剂有时能帮助运动员赢得比赛，却会缩短寿命；抗抑郁药能改善患者情绪，却会让抑郁加剧；消炎药在缓解疼痛的同时会损坏肾脏；止痛药将急性疼痛转变为慢性疼痛；抗生素可以治疗感染但是会加重抗性。EcN可以防止腹泻但可能让肠道变得更加脆弱。不过我们对此尚不确定——虽然所有研究者都把显微镜对准了这种大肠杆菌，但我们

---

① 这是些自体免疫性疾病，其中最有名的两种是克罗恩病和溃疡性结肠炎。
② 益生菌是一种包含活性微生物的药物。

对它的了解并不全面。争议非常大，尤其是在当前肠道微生物组已经成为科学和媒体明星的情形下。各方的利益混杂在一起，真相迟迟无法揭晓。

只是我们可以确定地说那位无名士兵就是抗生素和抗生素抗性的零号病人。他的肠道既没有创造出抗生素也没有发明抗生素耐药性，但引导大量研究人员走上了发现之路。他的肠道也使我们体内微生物群落大量物种间的战斗与策略逐渐大白于天下。

奇怪的大肠杆菌 83972 菌株

在哥德堡一所学校进行体检时，医生发现一名叫塞尔玛（Selma）的女孩患有严重的尿路感染。

"小便时会痛吗？"

"不痛。"

"小便是否频繁？"

"不频繁。"

"是否有时候觉得肚子或肾脏部位疼痛？"

"没有。"

"最近几个月发过烧吗？"

"没有。"

"尿液是否有时候是红色或者粉红色？"

"没有。"

医生想询问刚满十五岁的塞尔玛是否有过性生活，但他有些犹豫。她很漂亮，瑞典女孩和其他国家的女孩一样，越来越早熟。

"你有男朋友吗?"

"有,但是……"

"但是什么?"

"他只是一个朋友。"

双方都懂了,没必要说得太露骨;光是性生活也不可能导致大肠杆菌这种普通细菌产生如此严重的尿路感染。

"你有其他特殊症状要告诉我吗?"

"没有,我感觉挺好的。"

病历显示塞尔玛已经接受了两次抗生素治疗,但都无济于事。这名医生希望能更详细地了解这种慢性尿路感染……

多项检查显示,塞尔玛的膀胱从未完全排空过。这种尿液潴留的情形有利于各种细菌的繁殖。在塞尔玛体内的是一种大肠杆菌,却不是肠道微生物组中通常存在的类型,也不是偶尔会入侵泌尿系统尤其是女性泌尿系统的那些。医生们尝试了其他抗生素,发现塞尔玛的大肠杆菌对已知所有抗生素都有抗性。塞尔玛不明白他们为何执着于对她进行治疗,因为她根本就没有任何症状。不过,虽然抗生素在瑞典的使用率远低于法国和其他国家,但医生也不喜欢异常状况。而且,如果微生物在泌尿系统繁殖,可能会感染肾脏并对其造成永久性损伤。

进一步的检查显示这是一种未知的大肠杆菌,细菌学家用编号 83972 和血清型 O nt/K5 为它命名[①]。

距离首次尿液分析三年后,塞尔玛被正式诊断为无症状性菌

[①] 微生物通常用它们的两种主要抗原的首字母命名。这里抗原 O 不存在或无法分型,抗原 K 是 5。

尿①。医学通常先命名然后再去了解疾病详情，因为名称能把无知包装得更体面。病名可以在了解疾病的机理后再改。这样的例子很多，比如奔马痨变成了肺结核，神圣病变成了癫痫，心绞痛变成了冠状动脉疾病，癔症变成了躯体形式障碍。总之，塞尔玛被诊断为患上了血清型 O nt/K5 的大肠杆菌 83972 导致的无症状性菌尿。以上是无知的表面，我们了解的已经足够多了；现在让我们来看看隐藏的那一面。探索无知被隐藏的那一面自然会获得临时性的真相。塞尔玛体内奇怪的大肠杆菌就是这种情况。

自 1980 年代发现以来，这种大肠杆菌的适应能力和策略就不断刷新我们的认知。它能调节自身多个带毒基因②以免干扰宿主：这解释了为何完全没有出现症状。它学会了抵抗各种抗生素，所以所有清除它的尝试都以失败告终。这种大肠杆菌可能自己也在寻思医生为何非要将它赶尽杀绝，它并没有引发任何不适或者症状呀！

这种大肠杆菌最厉害的一点就是可以占领整个尿路，并坚决捍卫已占领的领地。在将所有其他细菌——自然微生物组有益的大肠杆菌和闯入的外来有害细菌——全部清除之前，83972 不会停手。

塞尔玛和与她偏利共生的大肠杆菌已经找到完美方案来抵御所有真正的、令人痛苦的严重尿路感染。透过塞尔玛，医生们认识到大自然的安排有时还挺成功，而演化在生物界是一个无所不在的现实，智人身上也不例外！

---

① "菌尿" 表示尿液中存在着大量细菌，"无症状" 意味着患者没有感受到任何症状。
② 尤其是编码菌毛蛋白和粘附素的基因，但是不会改变这些细菌对膀胱壁的粘附力。

从塞尔玛开始，大肠杆菌 83972 便被用于治疗。将这种微生物引入严重复发性尿路感染患者的膀胱，能获得比抗生素——往往要更换好几种——更好的治疗效果。对于深受尿路感染之苦的卧床或截瘫患者来说，可谓久旱甘霖。这是第一次将一种从致病变为偏利共生的细菌用于治疗，既简单，又极为生态。

因此，已是我们肠道主要共生者之一的大肠杆菌也可以变身我们泌尿系统的盟友，只要我们不要在尿检中一检测到就不分青红皂白地将它们清除[1]。目前的研究集中在导致 83972 菌株出现的表观遗传突变和机理上。这些机理被视作病原体向共生演化的模式机制。

现在在"细菌疗法"中用到的菌株依旧是来自于这位瑞典女中学生的那种。演化分析帮助我们了解到这种大肠杆菌在塞尔玛的膀胱中逗留了三年，历经 30000 代，发生了关键的变异，开启了随后的共生。

塞尔玛生活得好好的，她现在应该已经有五十多岁了。让我们感谢她产出了这种保护了她自己，如今又造福全人类的大肠杆菌 83972 菌株。

---

[1]　我们不能仅仅因为尿液分析显示细菌存在就得出尿路感染的结论。但不幸的是这是一个特别常见的错误。我们应把感染标准定到每毫升 100000 细菌以上。

10. 恩莎的沉默

恩莎（Unsa）不说话时非常漂亮。

当她开始试着表达，她的嘴唇和脸颊就会不规则地挛缩。每个音节对她来说都是一次冒险，每个词语都夹带着痛苦，每个句子都堪称壮举。当跟她对话的人表明自己已经明白她的意思，她那仍在痉挛的脸上便会露出灿烂的笑容，表情立刻变得明媚起来。随后，她的面容会慢慢平静下来，重回圣母沉思般的状态。

恩莎既不会阅读也不会书写。在巴基斯坦，这对结婚来说并没有什么妨碍。当时还是 1940 年代，教育仍然是一种奢侈品，尤其对于女孩子而言。父母将会把她交给第一个向她求婚的可靠男孩。她非常能干，身体也很健康。她的父母不明白为何安拉会将她嘴里的词语设置得如此混乱，他们可都是虔诚的教徒，所有其他孩子说起话来都毫不费力。

第一眼看到身穿红色纱丽如太阳般绚丽的恩莎，扎西德·柯（Zahid Ke）就被她的美丽惊得说不出话来。太棒了，不说话正好，避免了恩莎因其难以理解的回答而"贬值"。沉默让他俩走到了一起，然后这份沉默又变得越来越强大。何必开口呢？少男少女的身体自然有它们的语言，该有的情意并不会少。

恩莎的父母耐心地等待扎西德的求婚，这一天必然会到来。这个时间不能太早，他们的身体还很稚嫩；也不能太晚，因为女人的生育期很短暂。

扎西德确定恩莎的发音痉挛并不会减弱他的爱意，而且她的美丽永远不会因为词语的颤动而黯然失色后，他终于找到了向她父母提亲的勇气。父母按照传统习俗为恩莎答应了这门婚事。他们的婚礼办得有声有色，和巴基斯坦其他婚礼并没有两样。音乐声淹没了宾客们嘈杂的话语，新婚夫妇眼中只剩下彼此……

巴基斯坦长期缺少工作机会，这对年轻的夫妻想要离开那里。英国是巴基斯坦人的天然避难所，西方的工厂简直就是就业天堂。伦敦的纺织厂非常繁忙，需要人手，而扎西德勤劳肯干，一切都在朝着好的方向发展。这对年轻夫妇在伦敦南部郊区安顿了下来。在那里和在其他地方一样，只需要白天努力工作夜里相亲相爱，日子就会越过越好。扎西德逐渐学会了解密恩莎的语言代码，他慢慢习惯了，能听懂一些了。语言的障碍并没有影响他们开花结果。

他们的第一个孩子是女孩，叫法伊扎（Faiza）。她像所有小孩一样咿咿呀呀，她的父母也用咿咿呀呀声来回应她。法伊扎非常漂亮。比起她的母亲，她的父亲竭力向她提供结构更完整的词语，但是法伊扎的咿咿呀呀却迟迟未能转化成词语的形式……母亲的诅咒击中了女儿，这是必须承认的事实。第二个孩子也是女儿，她在说话方面同样有障碍。这看起来似乎是女孩才得的病，必须尽快生个儿子来避开命运的捉弄……

塔希尔（Tahir）终于来到这个世界，他是个货真价实的男孩子，和两个姐姐一样充满活力……扎西德和恩莎隐藏住对他的期盼。第一批词语刚到嘴边就支离破碎了，塔希尔非常努力地想去修复它们，但却很少成功。显然，这不仅仅是一个"女孩病"，也是"男孩病"。

当诅咒扎下根来，它就会变成一种法规；不幸深深融进了周遭环境和私密生活，但是它并不妨碍小腹按照惯例继续生产……第四个孩子仍然是个无法正常表达的女儿……

第五个孩子出生了，是个男孩。父亲、邻居和朋友们对着这名婴儿说话时并没有指望他能正常回应……但是奇迹发生了：他说出来的词语和句子结构良好，就跟正常的孩子一模一样。柯家的五个孩子中只有一个逃脱了这种奇怪的语言障碍。恩莎和扎西德是否就等着这种情况出现然后停止生育呢？他们后来没有再生别的孩子。他们的孩子比他们更能生。他们将开创一个充满希望与诅咒（他们对此无畏无惧）的圣经式家系……

大女儿生了九个孩子（六个男孩三个女孩）。第一个男孩遗传了他母亲和外祖母的语言障碍。后面两个男孩和一个女孩能正常读、写和表达。再后面一个男孩有问题，一个男孩正常，一个女孩也有问题。后来又生了一对异卵双胞胎①：男孩正常而女孩仍然有障碍。

---

① 异卵双胞胎并非真正的双胞胎。

二女儿生了四个女儿，其中两个患病，还有一个患病的儿子。

他们有缺陷的儿子结婚了，生了一个正常的儿子，随后丧偶。他的第二任妻子生了三个女儿，只有一个表现出这种障碍。

三女儿生了两个健康的女儿和两个患病的儿子。

健康的儿子生了两个正常的孩子。

三十个直系后代，总计有十四人患上了和他们的先辈恩莎同样的严重言语障碍。但这并不影响他们拥有魅力并渴望生育。

1990年，一名孙辈咨询了伦敦大学学院儿童健康研究所的一名基因学家。这次咨询后来使得恩莎·柯在全球基因学家圈子里名声大噪，尽管她从未听说过"基因"一词。

虽然这个大家族的成员并非都姓柯，但柯氏家族综合征的说法还是流行开来。这是一种不同于任何已知疾病的言语、阅读和书写障碍，其顽固的遗传性意味着应该很容易就能找到其基因载体。

在此要区分一下语言障碍和言语障碍。前者是无法思考词语；后者是在词语发音和句子组织上存在困难。在第一种情况下，病患对他们的语言不理解或者理解力很差；第二种情况，他们懂得那些词语的意思，也能理解别人说的话，却难以做出言语表达所必须的动作。口吃是一种轻度的言语障碍。柯家人所患的是一种严重的言语障碍，其中发音问题最为突出，恩莎及其后代的"鬼脸"便来源于此。他们也有一些语法上的障碍，所有人阅读都很困难，好多人无法书写。

医学界永远不会用第一个被描述的病患的姓名来命名一种疾病，而是会选择第一个描述它的医生的姓名或是一个学术名称。

对于柯家人的病，医生们采用了"发育性言语失用症①"这一名称。这是一种遗传导致的发育障碍，被归入包罗万象的"特定混合性发育障碍"。

1998 年，一位基因学家发现柯家人的 7 号染色体上有一个片段存在异常。他还发现另一名非柯氏家族的年轻男子出现了完全相同的异常，他也有相同的语言障碍。此后，研究人员开始认真细致地对柯家 7 号染色体所有基因进行排序。

研究进行到 2000 年，恩莎·柯的变异基因才被正式锁定。该基因控制着一种名为 Forkhead-Box P2 的蛋白质的合成。术语 box 用于一种基因或蛋白质时，意味着该基因或蛋白质的结构已经跨越了物种系谱树的众多分支，持续数千年未改变，就好比这种结构被关在了一个密封的"盒子"（box）里。Forkhead-Box 的缩写是 Fox，后面跟着一个字母和一个数字以方便归类和区分。Foxp2 基因控制着大脑区域一系列负责协调、交流和解密皮层信息的基因。

柯家 7 号染色体上突变基因 Foxp2 的发现激发了大家的热情。基因学家认为这是一个难得的机会，可以借此寻找可能导致语言出现的基因基础。他们在多个物种身上展开研究，证实这个基因在沟通能力和语法能力的发育中非常重要。它的任何变异都会给语言和交流带来很大的影响。在黑猩猩和人类之间，该基因只有两个非常细微的差别，它们导致大脑语言区域 116 个基因的表达发生了一系列变化。接受基因工程改造、转入人类 Foxp2 基因的

---

① 失用症指在不存在瘫痪的情况下难以完成自动动作。言语失用症与语言表达的自动动作有关。

幼鼠会发出更多超声波和它们的母亲沟通；而当转入的是柯氏家族 Foxp2 基因的时候，就看不到幼鼠有任何进步。敲除 Foxp2 基因的小金丝雀更难模仿它们父母的歌声。研究一直推进到了尼安德特人身上，结果发现尼安德特人与智人的 Foxp2 是相同的。结论：尼安德特人应该也掌握语言，尽管他们喉头构造和我们并不一样。所有研究都得出了可以相互印证的结论，各大媒体毫不犹豫地用上了"我们发现了言语基因"的标题。

可以肯定的是，正是通过恩莎·柯的后代子孙，我们才发现了现在已知的导致智人出现语言能力的最重要的基因之一。但是单靠 Foxp2 一个基因并不能产生语言能力，因为所有哺乳动物，甚至鱼、鸟、蜜蜂和菌类都拥有这一基因。任何复杂功能都不可能只系于一个基因。

但是，恩莎·柯和她的众多后代子孙已经帮助我们在言语沟通和语言表达的迷宫里取得了重大进展。美丽的恩莎，她的沉默带来了巨大成果，它是语言系谱上的零号沉默。让我们向圣母恩莎致敬！

11. 永生的海瑞塔

永生是人类最古老的梦想，也是所有宗教的源头。时至今日，这一人类学梦想已成了最强大的营销工具，它被冠以超人类主义（transhumanism）的名目，给信息科学巨头们带来了巨大收益。商人变身为新式主教，他们和过去的祭司一样，不择手段地利用人们的纯真来获利。对信仰的需求是一种永不枯竭的利润来源。

法老、皇帝和国王空有宏伟的陵寝，但他们的尸体和细胞的命运却不会和万人冢中他们最悲惨的臣民有何不同。讽刺的是，如今唯一可以自称获得了永生的人是一个生前遭受了各种不公的女子。

海瑞塔·普莱森特（Henriette Pleasant）四岁那年，她的母亲在生第十个孩子时去世了。在 1920 年代的美国弗吉尼亚州，对于一位混血女童来说，这是一个相当糟糕的开局。她的皮肤非常接近白色，既然当时的种族歧视已经比奴隶制时期有所收敛，她所要克服的就只剩了贫困和性别歧视。这是极为充实的生活，但也不至于会想将它无限延长。

十四岁那年，海瑞塔生下了第一个孩子。穷人对生命短暂有着更为强烈的感受，他们往往比富人更早开始繁衍后代。孩子的父亲十九岁，名叫大卫·拉克斯（David Lacks），是她的表哥。表兄妹俩都是可怜人，都由外祖父抚养长大。十八岁那年她生下了第二个孩子，新生儿很快表现出了发育障碍。苦难总是偏好穷苦人。

二十岁那年，她嫁给了她两个孩子的父亲，变成了海瑞塔·拉克斯（Henrietta Lacks）。夫妻俩努力工作，因换新工厂而多次搬迁后，一家银行同意给他们在马里兰州的第一套房子提供贷款。刚以为能过上平静的生活，大卫就应征入伍。战争是唯一不存在歧视的人类活动。

战争结束后，这对夫妻又生了三个孩子。我们永远无法知晓生命到底有多脆弱……第五次分娩后，海瑞塔患上了宫颈癌，病情发展相当迅猛。癌症不像苦难那样挑人，但也有一定的倾向性。她被转往一家收治黑人的医院，因为并非全白的皮肤下必然隐藏着黑人生理学。黑疯子医院（Hospital for the Negro Insane）——绝无编造。医生从她的子宫取了两个病理切片，并试图用镭对她进行治疗……八个月后，她因癌症转移至全身而去世，终年三十一岁。她留下五个孩子，最小的才十八个月，只能靠他们的父亲了……

医生问这位鳏夫是否同意他们从他妻子的各个器官取样以帮

助了解这种癌症的发展进程。当你是奴隶的后代，当你是五个孩子的父亲并即将拥有自己的房子，当你遭受了那么多苦难和歧视才走到今天，拒绝这项要求无疑是人生图卷中浓墨重彩的一笔。大卫不让人触碰海瑞塔的身体，但他不知道，早在诊疗初期就已经从子宫采集了两个样本。

癌症的危险性在于癌细胞的繁殖能力。普通细胞经过六十来次分裂便会死亡，肿瘤细胞却不同，分裂数千次仍然能存活。当时是 1950 年代初期，各家实验室里培养的正常细胞和癌细胞不到一周就会全部退化。

海瑞塔的细胞却能以非同寻常的速度繁殖，并且全都存活了下来。她去世时，医院实验室已经拥有数百瓶她的细胞。按照惯例，医生会从病人的姓名中选取四个字母来为这些细胞命名，它们因此得名海拉（HeLa）细胞。医生认为这是些不死的细胞。1951 年 10 月 4 日，海瑞塔去世当天，电视台高调宣布人类在永生道路上首次获得重大发现。紧接着，就有人宣言很快便能治愈癌症。这着实令人惊讶，要知道这些细胞在不到一年的时间里闪电般地摧毁了其携带者。然而，电视上提到癌症的时候总是宣称很快能征服它，即便这些宣传只有千分之一能在随后的岁月中稍许得到验证。面对一种生物学家认为几乎可算所有细胞系正常结局的疾病，这要么是过于乐观，要么就是盲目无知。

将近七十年来，海拉细胞不断增殖，总量已达数吨之巨。它们周游世界，在工厂和实验室中继续生长。

它们成为多项研究的对象，大大促进了医学的发展。最重要的成就之一是作为病毒培养基助力研制出了骨髓灰质炎疫苗。早在 1953 年，为了大量生产这种疫苗，阿拉巴马州的塔斯基吉就建起了一家海拉细胞制造工厂。不知这家工厂的非裔美国工人是否知道，同样在塔斯基吉，自1932年以来一直在对四百名身患梅毒的黑人进行一项临床实验？实验目的是研究梅毒的病程，这种疾病当时尚无药可医。已知的唯一药物是砷，但是毒性太大效果也差。实验对象每天能得到一份热餐并享受对他们其他疾病的免费治疗。家属能领到100美元的丧葬费，条件是必须签署同意尸检的协议书。1943年，青霉素的发现使得医学有了历史性的飞越。这种药物迅速对所有类型的梅毒都产生了效果，让这种祸害在短短几十年时间里消失殆尽。塔斯基吉项目的研究人员不仅对病人隐瞒了这一发现，甚至还成功让他们免上战场，因为军队会用青霉素治疗士兵，那将对研究造成干扰。和平到来后他们的固执也没有丝毫改变，将这项临床实验又延续了三十年，直至丑闻爆发。正是因为塔斯基吉梅毒实验，1970年代末西方才开始制定第一批生物伦理法规，设立了人体实验监管机构。

话题再回到海瑞塔的细胞上。当时的背景下，毫不奇怪，并没人在伦理层面上质疑在一座有四百名黑人因为无法得到八年前就已出现的治疗药物而静悄悄地死于梅毒的城市，由一些黑人工人对一名黑人妇女的细胞进行工业生产和全球配送。1956年，纽约一名病毒学家有了一种想法：海瑞塔的细胞是否携带一种传染性病毒，或者它们能将自身癌症扩散。为了找到答案，他向白血病和其他癌症患者以及一些健康的囚犯注射了海拉细胞。以科学的名义有什么不能做？后来迫于某些同行的压力，他才中断了这个可怕的实验。

海瑞塔的细胞也被用来研究艾滋病病毒、癌细胞变异的演进以及辐射对人体的影响。它们被用来测试抗病毒药物，研究各种产品的毒性，还被送上太空以研究失重情况下的细胞分裂。沙门菌模型正是借助这些细胞才得以建立，我们得以更好地了解这种细菌引发的可怕腹泻的病理生理学。

1960 年代，每月有大约三百篇关于海拉细胞的文章问世——1980 年后这些数字翻了两番。1970 年代，科学家利用它们制造杂交细胞，以开发人类基因组图谱的绘制方法。这样一来就必须找到海瑞塔的原始基因组才能更好地理解她的细胞中某些基因的演变。科学家开始寻找她的家人……

海瑞塔去世二十五年后，人们找到了她的丈夫和五个孩子中的三个。另外一个女儿患有癫痫，大约十五岁时在黑疯子医院去世；还有一个儿子在监狱里，已经皈依了伊斯兰教——他以这种方式进行抗争。孩子们此时才得知他们母亲细胞的神奇命运。他们无法阻止世代相传的记忆重现，祖先们给白人做奴隶和当小白鼠的苦难经历被再次唤起。他们发现了一张从未见过的母亲的照片和她的尸检报告。想到生育自己的人身上的"碎片"在世界各地流转，他们无比震惊。当时种族歧视比以前有所减轻，科学家奉承他们，安慰他们，设法缓解了他们的不安。

1984 年，哈拉尔德·祖尔·豪森（Harald Zur Hausen）发现了乳头瘤病毒（HPV）在宫颈癌中的作用。科学家发现，HPV18 菌株整合到了海拉细胞的基因组中，这就解释了海瑞塔的癌症为何如此严重。这名病毒学家研制出了一种疫苗，并因此获得了诺贝尔奖。

2005 年，人们开始用这些细胞研究纳米粒子对生物的影响。

据估计，迄今培养出的海拉细胞超过二十吨，与之相关的科学文献多达 60000 种。它们的增殖能力如此强大，甚至在冷战铁幕笼罩互相隔绝的情况下，仍然出现在了俄罗斯的实验室中。它们污染了众多其他细胞培养基，随之引发的科学论战至今尚未结束。因为一旦发生海拉细胞污染，其他细胞实验的结果就不再可靠。专家们估计，20%的细胞实验结果应该作废。这些研究者有理由憎恨海瑞塔和她那该死的永生细胞！

鉴于一些实验室利用海拉细胞大肆敛财，又爆发了一场合法性的争议，最终在1990年以立法禁止人体组织销售而告终。任何人类细胞都不得被当作私人财产。只能对它们的培养和运输收取费用——可以肯定，在法律批准颁发人体活组织销售许可前，生产和运输费用会居高不下。

海拉细胞的基因测序结果发表于2013年。家属在负责监管他们母亲细胞使用的伦理委员会中获得了两个席位。

海瑞塔·拉克斯葬在弗吉尼亚州哈利法克斯的黑人墓地中，此地安息着自她第一批奴隶祖先到达以来的所有家族成员。墓葬的确切位置已经无从知晓。1996年，美国国会表彰了这位并非出于自愿的女英雄；一家医学院将她所有家人聚在一起举行追悼。2010年，一位率先对她的细胞展开研究的医生为她立了一块墓碑，上面写着："纪念一位与众不同的女士，一位妻子和母亲，她影响了众多的生命。海瑞塔·拉克斯在此长眠。她的永生细胞继续帮助人类，直到永远。"

记者丽贝卡·思科鲁特（Rebecca Skloot）为海瑞塔撰写了传记，并创立了一个基金会来帮助她那些依旧贫穷且无法逃脱死亡的后代们。

12. 海马冒险家

海马属于海龙鱼科，是众所周知的唯一雄性怀孕生产的物种①。解剖学家受其神似小马的外形启发，用它的名称命名了大脑的一个特殊结构。长期以来，大脑海马体和海里的海马一样令人捉摸不透。它曾被认为是灵魂所在之处，然后成了达尔文主义者和反达尔文主义者激烈交锋的战场，后者坚持认为能从这里找出人类和其他灵长类动物之间的差异。

如今我们对大脑海马体的认知都源于两个有着离奇医疗经历的男性的大脑。

---

① 准确地说，雌性将卵产在雄性的腹囊，雄性用一个月的时间孵化，并将孵出的小海马释放到海水中。

HM

一些病人对医学做出了巨大贡献，或可将他们视为英雄，又或者当作小白鼠。HM就经历了这两种待遇，他先是做了小白鼠，后来成了英雄。在他成年后的整个人生中，他都只以HM这两个首字母而为人所知，就好像医生们，不知是出于羞耻还是尊重，希望将观察和理论的载体与那个使它们得以存在的人分离开来。去世后，他才重新变回身份证上的亨利·古斯塔夫·莫莱森（Henry Gustav Molaison）。他的传记非常简单，故事从他遇到一位冒失的外科医生——文字不足以形容他的鲁莽——开始，那是在1953年，他二十七岁。

外科手术对他造成的损害在整个现代外科史尤其是神经外科史上都是独一无二的。我们应该如何评价对HM进行手术的外科医生？草菅人命？他是厚颜无耻的实验者，还是创新者，抑或是神经外科的奇爱博士？或许兼而有之。但是我们不能对他求全责备，他确实遵守了那个时代的标准以及当时作为新兴技术的神经外科的规则。

1953年，斯科维尔（Scoville）医生见到了因癫痫反复发作而前来求诊的HM，巴比妥类药物和所有其他治疗方法对他都没有效果。此时这位神经外科医生的脑动脉瘤夹放置技术已经相当出名，在癫痫治疗方面也小有成就。他还用切除颞叶的方法来治疗谵妄型精神病。这在那个脑叶切开术的施行者能获得神经精神病学所有荣誉的年代算不了什么罪过。

自九岁遭遇一场自行车事故以来，HM就因癫痫反复发作而深受煎熬，没有任何方法能降低其发病频率。他后来拿到了机械师文凭并以此为业；但是他的癫痫发作提升了职业事故的风险。外科手术是他最后的希望。斯科维尔医生认为这种独特的癫痫病的主要病灶位于海马体和颞叶。当时人们已经知道颞叶是许多癫痫病灶所在之处，但对海马体的作用仅仅是怀疑而已。

这名外科医生获得了 HM 及其家人的许可，可手术切除颞叶，甚至必要时切除海马体。只是这一必要性全凭外科医生自由评估，患者及亲属的许可其实并不说明什么，他们所有人根本不懂就连医学自己都没有完全掌握的东西。这就是为何"患者充分理解自主选择"的概念永远是相对的。外科医生的经验可以代替患者的自由意志。

于是 HM 坐在手术椅上接受了麻醉，但保留了部分意识。斯科维尔将手术工具伸进他的头颅，包括一把电刀和一个脑组织抽吸系统。在手术室寂静的气氛中，这名外科医生平静而决绝地切除了整个海马体和双侧颞中叶。他在病人两耳之间来了个大扫除，都清空了。

斯科维尔医生是对的，癫痫肯定与颞叶和海马体的某个部位有关，因为 HM 后来没有再复发。这场手术被认为是成功的，事实上，手术成功与否完全取决于外科医生是否满意。他履行了自己的技术合约，手术后病人仍然活着。疼痛、感染，还有其他术后症状，则和患者病情的起伏、医院环境或气候变化一样，是另一些范畴的问题。至于长期后遗症，那是漫不经心或考虑欠周的患者为他们冒险同意手术所必须承受的苦难。

HM 付出了惨痛的代价。根据不同观察者的主观情绪和用词差异，他有一些未知的、难以想象的、荒谬的、有趣的、戏剧性的、令人费解的、粗俗的、挑衅的、无意识的、奇特的、富有表现力或者搞笑的症状。HM 表现出的记忆障碍和我们已知的情形没有任何相似之处。

那时，神经科学家认为记忆存储源于一个布满整个大脑的大型网络。医生们既无法识别也难以描述 HM 的记忆障碍，因为他们还没有相关的临床知识，而这些知识的基础只能源于对 HM 病情的分析。简而言之，HM 有 HM 的症状。

他突然无法继续录入新的记忆。他保持住了自己的智力水平，清楚地记得自己在二十七岁之前学过的东西和经历过的事情，例如 1929 年的经济危机，当时他还只是一个年幼的孩童；还有第二次世界大战。他记得他们一家人在故乡康涅狄格州哈特福德附近的树林里散步。他知道自己的母亲来自爱尔兰，父亲来自路易斯安那。但是他再也不能录入新的记忆，一丁点都不行。他的人生就此定格在二十七岁。

他能够继续完成他以前能干的一些事情，比如日常家务、社区购物或园艺劳动。至于其他事情，他感觉都是第一次做，但事实上那些也是他以前经常做的；而且，由于很容易就做成功了，他对自己进步如此神速感到非常惊讶。而对于 1953 年之后尝试学习的东西，他都没能留下丝毫记忆。

他勉强能记住一串单词或是保持住一个念头大约二十秒，过后一切便会烟消云散。屡屡遇见的人，经常吃的饭菜，每天看的电视节目，讲了一百遍的笑话，对他来说都是全新的，每次都会让他兴奋。似乎他一直生活在童年，永远活在当下，他的记忆是永远装不满的达那伊得斯桶[①]。

[①] 达那伊得斯指希腊神话中达那俄斯的五十个女儿，其中四十九名因杀死新婚丈夫而被罚在冥界往无底桶内不断注水。——译注

是这种生活中的新鲜感和永远存在的惊喜让他变得如此可爱吗？或许是的，HM 在余生中友善地接受了神经科学家上千次的问询和实验。跟他打交道是非常愉快的事，他并没有失智，不过对于自己是否饥饿或者犯困，有没有不舒服，他有些迟钝。他简直是一个完美的存在。

刚开始没人愿意相信 HM 的记忆障碍完全来自外科手术。虽然动静很大，但外科医生只不过切除了他一小块大脑而已！比起大脑的体积来，手术切除的那点不算什么呀。这道错综复杂的记忆谜题，解开它的是一位名叫布伦达·米尔纳（Brenda Milner）的加拿大神经科学家。借助亨利·莫莱森的案例，她理清了参与记忆的大脑网络，终于弄清海马体对于形成新记忆不可或缺。三十多年里，她坚持不懈地与 HM 交谈，检查他的病情，而 HM 每次都像初次见面一样问候她。

通过 HM 这一病例，科学家得以区分不同类型的记忆。程序性记忆（也可以称为运动记忆，非陈述性记忆，内隐记忆或无意识记忆）使获得运动自动性成为可能，例如学习骑自行车或做草莓派；它主要依赖小脑，能长期保持（后来得到了更详细的描述）。情景记忆（也被称为陈述性记忆或外显记忆）是指对经历过的事情、面孔、想法和概念的记忆[1]；它可以被有意识地唤起——HM 缺少的正是这种记忆。布伦达·米尔纳指出，完全性遗忘症中，短时记忆是能保留的。

HM 乐于参加所有测试。他并没有意识到自己对于科学的重要性，有时候会对自己引来如此多的关注表现出些许尴尬。他每

---

[1] 我们将关于思想和概念的情景记忆称为语义记忆。

次说起记得自己有记忆障碍，实验人员都笑得很开心。有时大家
以为发生了奇迹，因为他竟然持续好多天都记得肯尼迪谋杀案。
他还记得他父母已经去世，这让我们明白了在强烈情绪的刺激
下，除海马体外的其他区域也能被用来存储记忆。

父母去世后，他住进了一家医疗机构。他的遗忘症并没有好
转。和每个处于生命尽头的人一样，他也失去了手术前的一些记
忆。他于八十二岁高龄去世，死前将自己宝贵的大脑捐赠给了科
学。他大脑的数千个切片、CT 和磁共振影像继续在世界各地的
实验室中流转，仍然在带来新的发现。直到 2014 年，大家才明白
HM 剩余的感觉记忆①能力和他的颞叶后部保持完好有关。

布伦达·米尔纳获得了所有可能的荣誉，她成了世界上最著
名的神经心理学家，被称为"记忆娘子"。她比任何人都更清楚
这一切都应归功于亨利·古斯塔夫·莫莱森先生，这个讨人喜欢
的记忆障碍的零号病人，这个认知科学和神经科学的英雄。

KC

在亨利·莫莱森发生单车事故四十六年后，又有辆轻便摩托
车出了意外，这场事故帮助我们完善了关于海马体的知识。战争
教会了我们体表手术和截肢；汽车，及其遥遥领先的致死数字，
让我们了解了酒精的害处、多发性创伤，教会了我们矫形外科手
术。而毋庸置疑，是两轮交通工具推进了有关记忆的知识。

肯特·科克伦（Kent Cochrane）的生活除了工作就是睡觉。

---

① 一种和五感相关的自动记忆。

他就职的工厂位于多伦多郊区，他对那片区域的道路非常熟悉，因为他的童年正是在那里度过的。日常生活中的悲剧比探险生涯更多。1981 年 10 月，肯特的轻便摩托突然失控，当时他刚满三十岁。没人知道他为何会倒在道路下方。顷刻间，他的头颅和轻便摩托，还有日常生活就都被打碎了。一场大冒险就此拉开序幕，既出人意料又令人惋惜。他也会以自己姓名首字母的方式得到永生。KC 的不幸使他成了神经生理学的第二位英雄，记忆障碍的第二只小白鼠。

到达医院时，他已经处于半昏迷状态，还穿插着癫痫发作，可能是硬膜下血肿所致。在紧急手术清除淤血后，他苏醒过来，同医疗团队交谈，还认出了前来看望他的亲友。他的半侧身体处于半瘫痪状态，右眼视力模糊，难以集中注意力，无法思考。

几周艰难的康复训练后他接受了 CT 扫描，结果显示他所受的实际损害大于预期。双侧额叶慢性血肿，脑室和脑沟扩张，左侧枕叶梗塞，颞中叶受损严重，海马体几乎消失。他表现出来的记忆障碍太特殊了，跟 HM 有相似之处，却又有不同。这次轮到他激起了神经生理学家浓厚的兴趣，并使得人类对记忆的整体理解特别是对海马体功能的理解有了闪电般的飞跃。

KC 忘记了一生中所有重大事件：他兄弟的死，自己的轻便摩托车事故，以及之前遭遇的另外一场事故。总之，他不记得自己参与过的任何事情。他会忘记当天做过的所有事，也无法再畅想未来或者为将来制订个人计划。他能准确地将时间分解为分、时、日、月、年。读日历是一件轻松的事情，但是对于他来说日历除了被钉在墙上没有任何意义。不过他仍记得过去掌握的大部分知识——那些不带感情通过学习获取的知识。他的事实类信息的记忆并未受到影响，例如数学、历史和科学等领域的信息。

KC 这一病例表明记忆并非单义性的，从他的表现来看，似乎存在着事实记忆和行为记忆，个人记忆和非个人记忆。被叫到他病榻旁的神经心理学家安德尔·托尔文（Endel Tulving）在布伦达·米尔纳对 HM 的观察基础上进行了补充，并将这种记忆分离表述得更详细更具体。一方面，他确认了情景记忆——即对个人亲身经历的记忆——的性质：事件在情感上越是强烈，记忆就愈深刻。另一方面，他定义了语义记忆——即学习中用到的记忆：它参与知识获取和文化形成。他的结论是：这两种不同类型的记忆对我们意识和个性的形成都至关重要。

KC 失去了情景记忆，不管是逆行性记忆——事故发生之前的记忆，还是顺行性记忆——事故发生之后的记忆。他逐渐遗忘了自己生命中所有的重大事件，但是他没有失去语义记忆；他还是能获取新的知识。他可以谈论互联网和艾滋病，这些事物都是在他出事之后才出现的。

KC 的性格也变了。事故前他性格外向，事故后他变得保守消极。最奇怪的是，他意识到了自己性格上的改变，并形容自己比较保守，但是他也感觉到了自己以前外向的天性。因此，他的新性格是录入到他语义记忆中的一个事件，而他已经忘记了他性格外向时经历过的事件。由此可见，对人格特质的判断和记忆属于语义记忆。

KC 的情况证明这两种类型的记忆存储在大脑的不同区域。情景记忆主要由海马体主管，及部分颞中叶。语义记忆在颞叶和顶叶上分布得更广。而且，当大脑区域被用于这两种类型的记忆时，存储模式根据记忆类型的不同而有差别。

我们也通过他的病例明白了记忆的启动流程。当熟悉的线索（启动线索）出现时，记忆可以更为轻松地唤起。将线索与知识关联起来是一种提高学习效率的方法。KC 并未失去通过启动线索来进行学习的能力，但是这一线索不能是情绪性质的。他的病例表明情景记忆的严重缺失并不妨碍新知识的获取。KC 忘记了教学时的气氛和环境，但是他却能记住教学内容。把干扰因素降至最低水平并避免涉及过去学过的内容时，他的学习效果往往更好。

虽然他保留了语义记忆，但在理解所学内容的实际用途或将它们与其他信息交叉比对方面还是有很大困难。KC 病例揭示，知识是可以在没有关联记忆的情况下形成的。他的病例还为未来记忆的概念奠定了基础——未来记忆帮助我们根据过去的经验进行决策。

KC 病例催生了数百种研究记忆所在区域的论文和二十余种关于记忆和意识功能的重大发现。六十二岁那年，KC 在一家养老院因中风去世。他的家人拒绝研究人员解剖这个珍贵的大脑，否则可能还会有更多关于记忆的新发现。

*

亨利·莫莱森的自行车和肯特·科克伦的轻便摩托车给我们提供了两个温顺的病人。如果没有他们，记忆可能仍然虚无缥缈。有些人以这两名患者和他们的医生亵渎灵魂为由排斥他们；另一些人却因他们顺从地将自己的不幸服务于科学而永远尊重他们。

13. 麦基太太

1900 年，人类完成了对 A、B、O 三种血型的解密，此前因输血引发的诸多事故从此销声匿迹。随后，抗凝剂的发现让血液得以保存，一战伤员因此获益匪浅。1950 年代，第一批塑料血袋问世，血液中的不同成分被分离出来，医用输血规模进一步扩大。于是各大机构发布了鼓励献血的消息……

1953 年 3 月，时年二十五岁的麦基（McKey）太太头一次决定献血。血型分析显示她的血液由 A 型血和 O 型血混合而成。这种情况只在原本为 A 型血但是近期输入了 O 型血的人身上观察到过，但是麦基太太从未输过血。化验员被要求检查血样是否被其他样本污染。没有污染。于是再次采集她的血液作对照。对第二份血样的检测证实，麦基太太的血管中流淌着一种由 65% 的 O 型血和 35% 的 A 型血组成的混合血液。

这种血型混合的情况从未在人类身上发现过，此前仅有兽医描述异卵双胞胎小牛身上存在此类混合。在胎儿期，两头小牛血管吻合，它们的造血细胞产生交换，于是每头小牛终身都能生成与自身基因并不相符的红细胞。1916 年，还有人描述了一种发生在两只不同性别的双胞胎牛犊身上的特别现象，并称之为"自由马丁病"：尽管雌性胚胎拥有两条 X 染色体，但是由于雄性荷尔蒙通过血液进入雌性胚胎，雌性小牛还是会雄性化。

麦基太太有过一个双胞胎兄弟，三个月大时死于肺炎。研究人员于是认为她的情况和牛犊类似，即便从未在人类双胞胎中观察到这种现象。他们对这个家庭进行了基因学研究，不料都指向同一个结论：麦基太太的情况很有可能不是被她双胞胎兄弟的血液污染所致。谨慎起见，研究人员把网撒向一百多对双胞胎，并未发现一例类似情况。此外，麦基太太显然不是"自由马丁病"，她的女性特征明显，已婚并育有一个女儿。正是这个女儿成了解开谜题的关键……

数年前，科学家就怀疑胎儿细胞可以通过脐带和胎盘扩散到母亲的血液中，但是没有确切的证据。麦基太太的身体显然是由不同遗传来源的细胞构成。她是一个嵌合体，就像神话中那种一半山羊一半狮子的动物。当然，麦基太太的嵌合仅在细胞层面，她具有正常女性的所有外部特征而且身体健康。

细胞微嵌合现象现在已经众所周知，存在于所有生育过孩子或有过流产经历的女性。科学家通过麦基太太的案例首次明确揭示了"胎儿-母体微嵌合"现象。另外，还存在一种称为"母体-胎儿微嵌合"的反向转移，其重要性相对较低。

这些迁移至母体内的胎儿细胞让我们了解了妊娠和亲子关系

的多个重要方面。

此前我们一直认为母亲与胎儿之间是合作关系，因为每一方都依赖于对方的生存和健康。妊娠期的结束对双方都是利好：母亲不必再为怀孕付出高昂的能量成本，胎儿也不必再对母体的生命需求作出响应。

因为从演化角度看，双方的利益并非完全一致。对于母亲来说，孩子只携有她一半的遗传基因，她要为后续妊娠保存自己的健康资源——往后的妊娠需要她付出相同的成本才能传递同样的遗传基因。对于胎儿来说，情况就不一样了，他（她）携带着自己所有的遗传资本，对保留母体未来妊娠的潜力毫无兴趣。他（她）还携带着可能和母体基因在资源使用上发生冲突的父系基因①。这种因资源分配产生的冲突可以引发妊娠期两种非常常见的疾病：妊娠糖尿病②和子痫前期③。

迁移至母体内的胎儿细胞在这些冲突中扮演着重要角色。它们在孕期作用于胎盘，促进胎盘激素的分泌。分娩后它们继续发

---

① 目前科学家已经通过基因印记观察到了这种遗传竞争现象。一个父源或母源基因可以将对方甲基化，以限制其在后代表型中的表达。在大多数情况下，孩子的表型是健康的，因为这符合父母双方的利益。极少数情况下，这种演化冲突会导致意想不到的错误，某些孤儿病便是这样产生的。母源印记过强可能导致 Silver-Russell 综合征（胎儿发育严重迟缓）或 Prader-Willi 综合征（婴儿嗜睡、肌张力低下、厌食，再往后会出现强迫性进食、肥胖、抑郁性精神病），而过强的父源印记可能导致 Beckwith-Wiedemann 综合征（巨胎且器官肥大易生瘤）或 Angelman 综合征（婴儿过动、高需求、吃奶多）。有意思的是，这些综合征在体外受精的情况下更为常见。这些印记似乎对一些常见的临床疾病也有影响，如进食行为障碍和肥胖。它们还会导致一些社会认知障碍，如孤独症和精神分裂症。母源印记偏向于降低社会认知（孤独症），而父源印记倾向于表达加剧（精神分裂症）。
② 在这种情况下，胎儿迫使母亲提供超过她本身所需的糖分。然后母亲则产生更多的胰岛素来应对。但是胎儿又促使母亲产生胰岛素抵抗，加剧恶性循环。这一演化现象以"军备竞赛"的术语而广为人知。
③ 原理是相同的，但是冲突会通过影响血压水平来改善胎儿的循环。这种疾病事实上更为复杂，它还涉及免疫进程，因为它会发生在一对夫妇怀第一个孩子的时候，和后面的孩子没有任何关系。

挥作用，增加泌乳，这对婴儿大有好处。它们能刺激甲状腺激素的分泌，从而提升母体温度，这也对婴儿不无裨益。它们还作用于神经传递，以增加催产素（依恋激素）和催乳素（哺乳激素）的分泌。胎儿微嵌合体是为改善婴儿和儿童福祉而打入母体内部的"侦查员"或"间谍"。

在麦基太太身上首次发现的这种胎儿微嵌合现象对于母亲的健康通常是中性的，但也可能有益或者有害。母亲携带的胎儿干细胞有助于母体自身细胞的再生，尤其是皮肤细胞。母亲伤口愈合更快，皮肤衰老更慢。但是，胎儿微嵌合体也可能引发乳腺、宫颈或甲状腺等部位某些类型的肿瘤。它对多种自身免疫性疾病的形成都有贡献。胎儿细胞最常出现在乳房、甲状腺、皮肤和大脑中并非偶然，这些都是对婴儿福祉非常重要的器官，也是常常受自身免疫性疾病影响的器官。

我们可以想象，未来医学会完善现在尚处于实验阶段的多能干细胞疗法。既然这些女性能耐受自己携带的微嵌合体，那么或许我们可以直接利用它们来避免细胞排异反应引发的事故。

让我们感谢麦基太太。作为第一批参与献血的女性中的一员，正是她让我们发现了有趣的妊娠冲突和胎儿微嵌合体现象。

14. 无玷始胎

　　童贞受孕是一个见于所有神话的主题。在希腊神话中，宙斯以一口"神秘之气"使女祭司伊俄怀孕。在埃及，艾萨塔（Aïssata，即伊西斯）童贞受孕生下了神王荷鲁（Horo，即荷鲁斯）。在基督教神话中，玛利亚圣灵感孕生下了耶稣。在东方，查拉图斯特拉①的母亲在喝牛奶时怀孕。凯尔特神话中存在着仅有女性居住的土地。在所有这些充满传奇色彩的处女中，有些人甚至在生育后还能恢复童贞，这种情况称作童贞生育。

　　从科学角度，生物的繁衍方式可分为两大类：无性生殖和有性生殖。无性生殖物种通过简单的细胞分裂便可繁衍出新的生命，比如细菌。有性生殖物种则需要两个不同配子相结合——之

---

① 又译琐罗亚斯德，琐罗亚斯德教创始人。——译注

前人们一直这样认为,直到发现孤雌生殖①,即无雄性参与的繁殖。那是在 1740 年,瑞士博物学家夏尔·博内(Charles Bonnet)在没有任何雄性参与的情况下繁殖了十一代蚜虫。

以此为开端,科学家陆续证实,许多有性生殖的植物和动物都能孤雌生殖。这一受孕机制并不恒定,有多种表现。有的物种的孤雌生殖用来生育雄性,而受精则用于繁殖雌性。但另一些物种的孤雌生殖只产生雌性。还有一些物种的孤雌生殖能生育两种性别。也有循环使用这两种繁殖方式的,受精世代和孤雌生殖世代交替出现。比如雌性蚜虫全年都能孤雌生殖产下雌性,夏末则与雄性交配生下两种性别的后代。在许多昆虫和蜱螨目动物身上都观察到了偶发或随机的孤雌生殖。孤雌生殖也存在于多种脊椎动物,尤其是爬行动物(巨蜥、蜥蜴),鸟类(火鸡)和鱼。其中已知的仅靠孤雌生殖繁衍后代的是某几种鞭尾蜥(*Cnemidophorus*),它们的种群中没有雄性。

大自然在繁殖方面有着无限的创造力。那么哺乳动物,乃至智人,是否也能这样生殖呢?科学能否将神话中那些童贞受孕的女性也归入偶发性孤雌生殖的范畴呢?

科学家曾艰难地在几种哺乳动物身上进行了孤雌生殖实验。1939 年,后来发明了口服避孕药的格雷戈里·平卡斯(Gregory Pincus)在两百次实验后终于培育出了一只孤雌生殖的兔子。虽然这一实验因难以复制而受到质疑,但这已足以让人们开始探讨人类孤雌生殖的可能性了。1950 年代,实验室经常以此为噱头来获取研究经费,有可能暗中希望宗教基金会能对这个课题感

---

① 孤雌生殖法语为 parthénogenèse,源于希腊语 parthenos,意为"处女"。

兴趣。

伟大的让·罗斯唐（Jean Rostand）[1] 也曾设想将孤雌生殖作为丈夫不育的一种可能的弥补措施，他认为这比匿名捐精更为可取。1956 年，英国医学会证实了十九例发生在处女母亲身上的孤雌生殖事件，并在著名的《柳叶刀》（Lancet）上发表了一篇文章——由于偏差太大，该文后来受到指责并被"取消发表"。但是，这一课题已经流行起来，一些著名科学家利用八卦媒体展开研究，招募号称自己童贞受孕生子的母亲，对她们进行一系列测试。最先被戳穿的是那些带着男孩一同出现的人——哺乳动物孤雌生殖只能产生雌性，因为 Y 染色体只出现在雄性身上。耶稣无论如何都不会是孤雌生殖的结果，除非他在自己的性别上撒了谎。

接下来又排除了一些骗子——她们带来的女儿明显不是自己的克隆人，最后只剩下十来对母女被邀请参与研究。当时基因学还不发达，测试仅仅涉及遗传特征，包括影像对比、皮肤移植（旨在检验免疫相容性）、血型和其他生物学标记对比。经过严格核查后得出结论：仅有一例可能是孤雌生殖。

这位以其姓名的首字母 E.J. 而为人所知的母亲于是正式成为第一个通过孤雌生殖生育的女人，她以这种方式孕育的女儿姓名首字母为 M.J.。但是，发表了这些结果的权威科学杂志用词相当谨慎："所有这些由血清学检测和专项测试提供的数据与我们在孤雌生殖情况下可能得到的数据相吻合。不仅应该认真对待母亲的自述，而且必须承认，我们无法证实她说谎。"

———————————

[1] 1894—1977，法国生物学家，科学史家。

所有国际媒体都报道了这一事件，宣布 M.J. 成为第一个被科学承认的通过孤雌生殖出生的人类。既然玛利亚和耶稣母子组合的孤雌生殖在科学上没有可能，那么 E.J. 毫无疑问就是童贞受孕的零号病人。M.J. 和她母亲赢得了全世界的短暂关注。

极为短暂。

孤雌生殖并不受重视，它没有任何医学前途。而且医学界当时已经开始忙着开发克隆和辅助生殖技术，它们很快成了能争到科研经费的新宠。

医生不再对 M.J. 及其母亲的医学前途感兴趣，但也没人冒险宣称这大概率是一场骗局。遗忘是避免沦为笑柄的最佳方法。蓬勃发展的基因学可能轻易便能让 E.J. 哑口无言，但是指责她撒谎并不合适，因为科学界已经认可了她的自述。出于同样原因，曾为个人职业发展的需要而把 M.J. 当作研究对象的科学家后来也选择了遗忘。

但是也有些人始终确信 M.J. 的出生是自然界一桩极其罕见的奇特事件。人类存在孤雌生殖雏形这一事实让他们更加坚定了自己的信念。因为卵巢皮样囊肿就是从卵母细胞发育而来，它可以长到很大。囊肿中可能含有极为基本的组织，比如皮肤和毛发[1]。M.J. 的捍卫者还通过刺激卵巢[2]进行了孤雌生殖实验，但无法保持到正常分娩。

如今我们知道哺乳动物的孤雌生殖是不可能发生的，因为存

---

[1] 葡萄胎是一种罕见的妊娠疾病，长期以来被认为是种非常初级的孤雌生殖。实际上，它们要么是由两个精子授精引起，要么是因为父源基因组印记太强清除了母体的基因组。

[2] 我们可以在没有精子的情况下，在细胞分裂（减数分裂）时，通过化学和电子手段激活卵母细胞，阻止包含 23 条染色体（人体 23 对染色体每对中的一条）的极体排出。这样，46 条染色体就不是与父源染色体相遇重排的结果，而是翻了倍的母源染色体。

在一种名为"亲本印记①"的现象。但仍有 0.5% 的美国女性声称
自己与精子没有丝毫接触，出现了童贞受孕。人类这一物种要接
受自己的性欲确实相当不易。这也无法阻止某些克隆和干细胞生
产项目中的相关实验继续进行，尤其在日本和另一些生物伦理法
规没有法国那样严格的国度。

　　1854 年 12 月 8 日，教皇庇护九世确认耶稣是童贞受孕而生，
并认可玛利亚未受任何原罪污染。他想通过承认这两个特殊的事
件，使之成为教义和信条。

　　E. J. 当然是孤雌生殖的零号病人。但如果一号病人永不出
现，或许科学就该像那位教皇一样清醒地作出将 E. J. 和 M. J. 载
入教义的决定了。

---

① 亲本印记来自染色质的表观遗传作用和基因的甲基化。一方面，卵子和精子的染色质不
同；另一方面，父母双方都会在每对染色体的基因组上打下自己的甲基化标记。父源基
因组印记缺失会引发严重的表观遗传异常，导致胚胎在胚泡阶段结束前便被清除。

15. 令人作呕

1956 年 12 月 25 日，格雷戈尔（Gregor）出生在西德的斯托尔贝格。碰巧诞生在圣诞节并没能阻止命运的捉弄，他生来就有非常罕见的身体畸形——没有耳朵。给这残酷的事实更添讽刺的是，他父亲在一家为改善人类命运做出了重大贡献的公司工作。在战败的、被剥夺了所有主动权的德国，格兰泰制药公司算得上一家颇受好评的家族企业，同盟国特许其生产青霉素这种终结了医学面对感染束手无策的黑暗年代的神奇药物。

1956 年这个圣诞节，格兰泰的员工都非常乐观，公司前景一片大好。两年前，格兰泰以极低的价格从瑞士汽巴公司（Ciba）购买了一种经动物实验被认为没什么价值的药物分子。青霉素已经出现竞争者，公司急需创新。格兰泰的高层对这种新分子充满期待，希望能发现其抗流感、抗感染或抗癫痫病的特性——这几个领域的市场前景相当广阔。

虽然测试并没有多大说服力，他们还是恬不知耻地吹嘘它对流感甚至结核病等其他一些感染性疾病有效，开始了市场投放。后来他们发现所有参与实验的志愿者都变得无甚活力、昏昏欲睡，又在药品说明书上补充了如下适应证：易怒、注意力缺陷、恐惧、焦虑、早泄、经期紧张、更年期障碍、胃功能障碍、甲状腺功能亢进。反正吹牛不上税。

把这些心理、神经系统和植物神经系统障碍一股脑儿列入适应证是那个年代的惯常操作。制药公司对此类功能性和多因素疾病的疗效评估之难心知肚明。科学上的不确定性为各式各样的生意大开方便之门。前一年，法国制药商巴黎化学发展公司（Specia）推出了首款安定药物氯丙嗪（商品名 Largactil®），标明的适应证有呕吐、哮喘、瘙痒、婴儿中毒、失眠、疼痛、痛经，甚至还能用于分娩阵痛。显然这种做法并非格兰泰首创。在这个狂欢的后抗生素时代，制药工业再次欣然打造起了万能药的神话。

幸运的是，α-邻苯二甲酰亚胺基戊二酰亚胺——这是格兰泰公司新分子的学名——似乎没有任何副作用，即使大量服用也没有妨碍。因而这种分子可以与雄踞王座的巴比妥类药物竞争，后者被广泛用作镇静剂和安眠药，但却有大量副作用，过量服用时甚至会致命。

1957 年 10 月，该分子以反应停（Contergan®）的商品名获得了销售许可，正式标注为睡眠诱导剂，为非处方药。一年之内，它在西德的销量就达到了 100000 盒/月，并在全球六十多个国家上市销售。

格雷戈尔快两岁了，他发育迟缓，健康状况非常糟糕。所有给他看病的医生都非常困惑，他们只能给出一种诊断：纯属偶然。这个诊断也是简直不要脸。

反应停成了欧洲排名第三的畅销药品，格兰泰赚得盆满钵满。它没有副作用，堪称奇迹，所以孕妇也可以服用。更棒的是，它还能减少孕期头三个月的呕吐。这种新的适应证前景非常广阔：怀孕牵涉到一半的人类，而恶心又是这一半人中绝大一部分都会出现的症状。根本不用计算器，闭着眼就能写出一份商业计划。

这场美好的历险因为严重神经炎的出现而黯然失色，反应停似乎对此难辞其咎。一种神经系统的药物居然会导致神经疾病，这真是又可气又可笑。格兰泰公司迅速回应，坚称自己的产品无害。公司联络那些坚信神经炎是该药所致的神经科医生，用各种手段说服他们对自己的怀疑保持缄默。"各种手段"总能取得立竿见影的效果，"各种手段"还会经常改进。这些医生中有一位立场非常坚定，他撰写了一篇文章，但是格兰泰通过其他"手段"直接介入出版，阻止了文章发表。"手段"的厉害就在于它们的多样性。

到了1961年，指责反应停导致神经炎的执业医生和患者数量越来越多，格兰泰雇用了一家私人侦探社来调查这些刺头的品行和政治见解。但是"手段"的多样性终究赶不上社会的复杂性。只是丑闻没持续多久，也没能掀起很大风浪。官方的处理更是轻描淡写，不过是将反应停改为了处方药。这对它的销售没有任何影响，它安全无害的声誉在病人心目中仍然完好无损。至于医生，有人狡狯地提醒他们：所有药物都可能引发神经炎。既然别人都这样干，我为什么不能？

格雷戈尔四岁了，他显然没有听觉，因而也不会说话。他的健康状况快速恶化。对于他和他的父母来说，这是地狱般的四年。他父亲所得的高薪——神经炎的争议也挡不住公司繁荣的脚步——没能减轻这种苦难。至于他母亲，她的不幸才刚刚开始，更惨的还在后头……

两年来，西德的妇产科里出现了数量堪忧的短肢畸形。这是一种罕见的新生儿畸形，患儿四肢萎缩，看起来手或者脚像是直接长在躯干上，就像海豹一样[①]。甚至还有四肢完全缺失的情况。其他畸形出现的频率也更高了：并指[②]、颜面神经麻痹、心脏异常、耳聋或者没有耳朵——格雷戈尔就是这样。

当所谓的偶然如此冷酷地频繁出现，不由令人觉得是否有什么不幸的规律。然而，即便这种偶然性在统计学层面已经非常可疑，人们依然在诊断中对其网开一面。这是偶然性的特权。当时的科学难道不正在把偶然性打造成位居演化科学之巅的主宰，而将必然性指为它的配角？

但是，渐渐地，越来越多的生物学家和医生相信，这一偶然更普遍，与当下更有关联。简而言之，这种先天畸形的爆发背后肯定有原因。人们不可避免地联想到核辐射和战争带来的化学污染。风疹的致畸作用已经为人所知，不过发病率并未上升，所以有人考虑是否出现了新的病毒。核试验也在怀疑之列，但是邻近国家的核试验都暂停了。有人提到 X 光，可大部分畸形婴儿的母

---

① 短肢畸形法语为 phocomélie，源于希腊语 phôké（海豹）和 mélos（肢）。
② 手指或脚趾连在一起。

亲在孕期并未照过 X 光。还有人提到杀虫剂、餐具洗涤剂和其他家用有毒产品。甚至还有更荒唐的猜测，如佩戴了磷光手表或者看电视的时间过长。和往常一样，遗传也有重大嫌疑，但是这些病例无一有家族病史……

没人会对一种药物起疑。自胰岛素、青霉素出现以来，药物守护着我们的幸福。而且胎盘屏障①被认为能够阻挡所有化学制品。没有或者说几乎没有任何药物标明孕期禁用。政府部长，更不用说企业家，谁都不关心下一代。有必要考虑那么远吗？

此外，由于当时没有任何国家强制申报先天畸形病例，人们花了很长时间才认识到这一灾难的规模。

排除了所有可能性后，几名医生终于开始怀疑药品了，但是谁都没有想到质疑反应停这种每个家庭的药柜里必备的药物。引发神经病这桩倒霉事已被遗忘殆尽，许多使用这一药物来治疗恶心的孕妇生下的孩子也未见异常。然而统计数字开始渐渐收紧对它的包围。1961 年，两名医生发表了两篇强烈怀疑沙利度胺的文章。沙利度胺是 α-邻苯二甲酰亚胺基戊二酰亚胺的国际通用名②，除了反应停，全球还有近七十个其他品牌的药物也包含这一成分。

人们就此征求格兰泰公司科学家们的意见，但是他们仍然坚

① 胎盘是胎儿循环和母体循环之间的接口，长期以来被看作是阻止化学物质通过的过滤器。我们现在知道有些制品被过滤掉了，但是大部分都可以越过这个"屏障"。
② 国际通用名是为简化交流而对化学分子名进行的缩写或简写，为所有国家所接受。因此，每种药物都有一个化学名，一个国际通用名和一个商品名。为让医生使用国际通用名，方便基本药物的获取，人们做了各种努力。但是在大部分国家，商品名仍然占据优势地位。

称沙利度胺无法穿越胎盘屏障。相对于实验与分析能力，由企业雇佣的研究人员通常更擅长交流。科学家的种类和施压手段一样多样，但无一能逃脱厄普顿·辛克莱（Upton Sinclair）[1] 法则："如果某人只有不明白某事才能拿到薪水，那么是很难让他明白这件事情的。"

1961 年年底，一位名叫维杜金德·伦茨（Widukind Lenz）的儿科医生向医学界证实了他的担忧。他得到了一位儿子和侄女出生时都没有上肢的律师的协助。伦茨掌握了一百三十名肯定是反应停导致的畸形儿的医学卷宗，他要求立刻将该药撤出市场，停止对无辜婴孩的杀戮。格兰泰对他所言不以为意，派出了公司"肌肉发达"的科学家——肌肉对增进科学家群体的多样性亦有力焉——来对付他，并威胁要以诽谤为由对他提起诉讼。为了抵制这位儿科医生的"谣言"，格兰泰公司立即制作分发了大量宣传册，继续宣称该产品没有任何副作用。

事情闹到了部里。1961 年 11 月 24 日，当局组织了一次会议，召集了伦茨和律师——两个没有上肢的孩子的叔叔和父亲，以及格兰泰的代表们。堆成小山的证据却只催生出和稀泥般的行政决定：产品说明书必须标注孕妇慎用。产品是否召回完全没有讨论。

愤怒的伦茨决定写一篇文章发给各大媒体。格兰泰在听到风声后找到伦茨工作的儿科部门的负责人，让他摆平这个脱离社会、想入非非、不合时宜的同事。但是为时已晚，没有什么力量能够阻止一篇以铁一般的事实竭尽全力控诉沙利度胺的文章的传

---

[1] 1878—1968，美国小说家，以揭发丑闻的作品闻名。1943 年荣获普利策文学奖。

播。格兰泰回应称媒体的大举介入已经破坏了开展平和的科学讨论的基础。不过平和本来就保持不了多久，1961 年 12 月 2 日，格兰泰公司终于决定召回该产品。

格雷戈尔快五岁了，他已时日无多。他的母亲必须面对所有不幸中最悲惨的一环：内心的负罪感。当初，她的丈夫将公司慷慨派发给所有雇员的沙利度胺样品带回家，告诉她这种药能减轻孕期的恶心。他是最先了解到这种为增加销量和利润而挖掘出的新的适应证的人之一。因此她也沾了光，比其他人更早知道这一点。其实她的恶心感并不严重，但是为什么要放弃科学发展带来的福利呢？她只服用了两三次——现在我们知道一粒反应停就足以开启一场骇人且不可逆转的悲剧。1961 年 12 月 2 日这一天，所有这些已因孩子的残疾而无比悲伤的父母又都被推入到无尽的负罪感之中。

几个月内，其他国家也都宣布将沙利度胺撤出市场。

该产品影响了两万多名新生儿，其中一半在一岁前死亡。现在仍有大约五千名"沙利度胺宝宝"在世。由于它对 DNA 有破坏作用，科学家担心它还会对未来的世代产生有害影响。幸运的是，为数不多的沙利度胺宝宝长大后生下了后代，他们并未出现这种情况。

但是，1940 年代末到 1970 年代末被广泛用于防止流产的 Distilbène®（成分为己烯雌酚）对后代存在有害影响。生殖器官畸形和肿瘤如今还在继续伤害服用过这种药品的女性的女性后代。①

---

① Distilbène® 事件是某些表观遗传变化具有遗传性的第一个证据。

沙利度胺受害者家庭将格兰泰告上了法庭，起诉他们"违反药品法，过失致残致死"。诉讼持续了两年多，从1968年到1970年，是自纽伦堡审判以来历时最长的一个案件。格兰泰的律师一开始就要求所有原告专家回避，其中包含伦茨——他被认为因同情受害者而怀有偏见。这些律师否认了所有指控，甚至恬不知耻地说是沙利度胺让患有自发性畸形的胎儿得以存活下来。更卑鄙的是，他们还引用了一条法律条文，该条款规定受害者在遭受侵害时如果没有合法的身份，是不能作为原告来提起诉讼的。格兰泰请来许多专家，逐一列出所有与沙利度胺无关的新生儿畸形。可以想象，那些旁观审判的女性面对如此下作的行为甚至会比怀孕时更觉得恶心。民主国家的司法就是这样，为没有道德伦理的人辩护的律师根本不需要讲道德伦理。在恶的蔓延上，制度起到了推波助澜的作用。

格兰泰最后的招数是以公司破产会导致其无法支付赔偿的可能性来要挟受害人。1970年12月，和解协议达成，格兰泰必须向受害者援助基金会捐赠1亿马克。格兰泰公司没有任何一名管理人员受到指控，企业至今依然运转良好。

沙利度胺的英国销售公司更为"优秀"，它成功地迫使政府对此事不闻不问，并威胁要将话太多的记者关进监狱。直到民众发传单抵制这家公司的产品，公司领导层才同意成立补偿基金。为了销售额有时候需要做出一些牺牲。

您还想继续恶心下去？

2006年，格雷戈尔和他大多数不幸的兄弟以及他们的父母早已去世，格兰泰又阻止了一部讲述这段历史的电视剧的发行，主要原因是该片暗示公司为了牟利迟迟未将此药撤出市场。怎么能如此怀疑一家制药公司的道德动机呢？经过细微调整，电视剧最终得以播出。可怜司法部门一直在收拾烂摊子。

沙利度胺的故事并没有结束，现在它在很多国家被用于治疗新的适应证：在巴西是麻风病，在法国是多发性骨髓瘤，在美国有红斑狼疮、肺纤维化、克罗恩病，还有一些国家是某些癌症。这种对万能药的执念，我们或可一笑置之。

无论重新登场的沙利度胺对这些新的适应证有怎样的理论和实际效果，可以肯定，医生们——比他们的前辈更加谨慎那是一定——的用药动机与这场悲剧脱不了干系。因为善用某些危险的药品可以给使用者带来荣誉的光环，那会是对他们高超医术的一次证明与宣传。而且，医学上的问题往往错综复杂，这一切也可营造出一种安慰剂效应。我们知道这种效应存在于所有疾病的治疗，无论疾病有多严重。

反应停事件仍被认为是整个药学史上最大的丑闻。它在很大程度上催生了更严格的新药上市标准，并推动成立了一所全球性的药物警戒中心。但如果认为这件事结束了制药业非法牟利的勾当和各种丑行那就太幼稚了，它不过是提高了制药商违反规则和利用各种手段施压的成本而已。此后还出现了另一些丑闻，受害者更多，但是都不如这一次"轰动"。一定还会有其他丑闻的……

这场悲剧没能让所有医生明白，孕期恶心和自发性流产是哺乳动物演化产生的自我保护机制①。所有可能被推荐用于这些适

---

① 多种哺乳动物的雌性在怀孕初期都会有恶心感，这是一种演化机制的遗迹，其目的是避免母体吸收可能存在危险的未知毒素和病原体，从而保护胚胎。至于自发性流产，它是物种在演化中逐渐选择的淘汰异常胎儿的最佳方法之一。

应证的新药的风险收益比肯定都是负值。只是这些适应证永远都是商机，可以想象仍会有针对它们的新产品投放市场。格雷戈尔只不过是这张零号病人名单上的第一个而已。

16. 乔瓦尼的载脂蛋白

和村子里所有人家一样，波马雷利（Pomarelli）一家也靠着捕鱼和种植油橄榄、柠檬为生。在这个被夹在加尔达湖和大山之间的意大利村庄没有其他谋生门路。进村只能靠船，山路太陡，双轮马车无法通行。村民与柠檬和湖泊相伴终生：加尔达湖畔利莫内（意为柠檬）的村名名副其实。

乔瓦尼（Giovanni）从未去过维罗纳，他所知道的关于那里的一切都来自纵横湖面的渔民的讲述。他只去过一次对岸，那是1795年他十五岁生日那天。何必费老大力气去往对岸呢？渔夫们不是都说这边鱼更多，女孩更漂亮？罗莎（Rosa）住在里瓦道旁，紧挨着乔瓦尼一个表兄的农场。加尔达湖畔利莫内的道路都以目的地为名，但是每条路早晚都会被悬崖阻断，并不能到达目的地。沿着里瓦道并不能抵达里瓦，可如果这条路有一天能直达罗莎的心房，那他就完成了人生中最重要的旅程。湖对岸，甚至维罗纳，怎么可能有比她还要漂亮的女孩，乔瓦尼这样想。他有时候也会暗自思忖，说不定她还是他的远房表妹。这也没啥，乔瓦尼的父母就是嫡亲的表兄妹，母亲家里拥有油橄榄树而父亲家里则有柠檬树。这是一桩柑橘类和木樨科之间的好姻缘。利莫内的人们常常基于现状来判断将来的前途。荷尔蒙也受血缘关系的支配，亲上加亲是常有的事情。是表兄妹又怎样呢？波马雷利家的孩子都挺健康，都能填饱肚子。乔瓦尼才十七岁，他的人生万无跨越湖泊走出大山的可能。他的一生会被归纳为一句话，将来雕刻到本地小墓地的一块墓碑上。没人能离开湖泊，没人能离开大山，没人能离开利莫内。

但是乔瓦尼·波马雷利却在去世很久以后名声大噪，引发了激烈论战和各种大型商业操作……他死后才成名……我们将跨越时间去寻找他……这是一篇从后往前追溯的传记。

1974 年 9 月的一个早晨，一个名叫瓦莱里奥·达涅利（Valerio Dagnelli）的人去找医生看病，他的背部疼痛已经忍无可忍。这是人类仍然不适应直立行走所致。加尔达湖畔和所有湖滨、海边一样，一半的人口都在承受着背疼的折磨。所有医学和外科手术都对这种延续了数千年的痛苦束手无策，但是医生们还是会抓住商机开出消炎药或建议运动疗法，以减轻或麻痹痛苦。

1970 年代，借助于过去取得的重大成功，医学已经习惯于赶在患者生病之前，就为他们进行体检来查出隐藏的疾病。体检成了新时尚，医生不再根据患者主诉来制定治疗方案，而是依赖生物医学的检查结果。疾病不再是患者的经历，而是医生的意见。

您来看病是因为长了个疖子，走的时候却是高血压；您进门的时候是偏头痛，出门就成了前列腺癌；腹泻是高胆固醇血症的前奏，而腰痛则成了非胰岛素依赖型糖尿病。瓦莱里奥也掉进了这样的圈套：腰痛实在太普通了，医生给他开了验血单。这些精确到小数点后多位数字的检查结果既提高了医学科学的层次，又让医生免于面对非理性的或者神秘的疼痛。

和大多数同行一样，瓦莱里奥·达涅利的医生也被卷入了这场数字浪潮。他喜欢这种抽象交流的舒适感，并从中大肆牟利。早在他之前，工业界就已经明白，健康的人比生病的人更多，药物预防是一个巨大的市场。胰岛素和抗生素在医学上是奇迹般的存在，但是在商业上却并没能大获成功，一方面患者太少，另一方面，病人康复得太快了。如能随意修改血液标准，对潜在或可能的疾病进行治疗，那就能将这个市场变得无限大。1970 年代，商业逻辑逐渐变成了学术标准。乡村医生无法长期置身事外而不受现实巨大变化的影响，哪怕是在加尔达湖畔利莫内。

几天后，当瓦莱里奥带着持续的背痛和验血结果复诊时，医生发出了一声惊呼。未作任何解释便一惊一乍实在是有失分寸，但是在 1974 年，职业操守还未细化到这个程度。瓦莱里奥几乎开始懊悔告诉了医生自己腰痛。

医生解释说他的血脂检查结果非常糟糕，罹患心血管疾病的风险很高。瓦莱里奥弱弱地问了愚蠢的问题，询问这是否和他的背疼有关；但他没有坚持，因为医生显然已经不关心他的腰椎了。通常，您唯一操心的事情医生并不关心，而他强调的话语您又完全不知所云。

"心血管疾病，不太可能啊，"瓦莱里奥质疑道，"我家里没有这种病，我几乎不抽烟，也没少运动。"

瓦莱里奥并非粗鄙之人，他也了解心血管疾病的各种原发性因素：烟草、久坐、肥胖、过多食用肉类和糖。但是他还不知道关注焦点已经转向了继发性因素：高血糖、高胆固醇血症、高血压，这些都来自那些原发性因素，但却被呈现为独立因素。这种数字化的因果关系有利于医学科学与生意，而且患者也能从中获益：他们所受的约束少了，戒烟和散步的吸引力显然不如一颗双色胶囊。制药商可以提供能改变检验数据的药品，并且能迅速起效，且无需证明它们对潜在疾病有具体的效果——也无从证明。治疗一个数字对于各方来说都既简单又舒适。这是医学、社会和商业上的三重成功，从未失败过。瓦莱里奥对这种无情机制提出质疑显得有些不自量力。

面对瓦莱里奥的反感和惊讶，医生紧咬不放。

"是的，是的，您风险很高，因为您没有好胆固醇。"

"……?"

瓦莱里奥知道胆固醇是最常见的风险因素，但是他并不明白现在胆固醇还分成两种：好的和坏的。

医生开始认真背诵那些药品推销员借助印在高级纸张之上的曲线和图形向他反复宣讲的生物医学课程。

"您血液中的胆固醇由被称为载脂蛋白或简称 Apo 的蛋白质运送。"

只关心自己背痛的瓦莱里奥努力琢磨起自己的 Apo。

"运送高密度脂蛋白胆固醇的 Apo A1 是好的，它对血管有益。运送低密度脂蛋白胆固醇的 Apo B 是坏的，它对血管不利。"

瓦莱里奥寻思自己身上有很多坏的 Apo B 或低密度脂蛋白胆

固醇。

"您几乎没有好的高密度脂蛋白胆固醇。"

猜错了，不是坏胆固醇多了，而是好胆固醇不够。

"然后呢?"

"这样很不好，血脂会在您的血管里沉积。高密度脂蛋白是有保护作用的。"

1970 年代初期，仅仅一种胆固醇就已引来人们的狂热。这一唯一的胆固醇把一项夸张的健康协议摆在每个人面前：如果我的胆固醇指标一直正常，即使我坐在电视机前抽烟，血管也不会再老化；如果我的血管不再老化，那么我也不会变老，因为人的年龄就是他血管的年龄。三段论让您浮想联翩，民粹主义让您目瞪口呆!

当一种胆固醇变成了两种，出现了好的高密度脂蛋白和坏的低密度脂蛋白的善恶对立，民粹主义就给自己贴上了科学的标签。这一宣传的成功是必然的。既然医学无可争辩地成功阻止了很多年轻人死亡，它为何就不能让老年人获得永生?

瓦莱里奥体内不仅好胆固醇非常少，还含有大量甘油三酯和其他对血管有害的脂质。一句话，从科学数据上看，瓦莱里奥肯定会有高血压、梗死、中风或其他与他的血管年龄相称的疾病。然而瓦莱里奥很健康，非常健康，健康到他无法理解医生的惊呼。生物医学的优秀推销员，这名医生让瓦莱里奥去找米兰的一位心脏病医生……可不，健康专家都集中在大城市。

米兰的心脏病医生发出了和乡村医生同样的惊呼——看来医学院已经很好地向所有学生传授了在数据面前惊呼的艺术。他轻而易举就说服瓦莱里奥做了动脉造影……的确，瓦莱里奥的动脉不如初生婴儿那般漂亮，不过他的动脉粥样硬化①程度比与他同龄的米兰人要轻得多。瓦莱里奥正在挑战放之四海而皆准的胆固醇理论。心脏病医生无法接受这样的挑衅，不能让一个加尔达湖畔利莫内来的乡下人动摇米兰的科学根基，撼动生物医学的架构并阻碍未来新医学的发展。

当某个现象超出了理论的解释范围，就需要改变理论或者找出造成这种偏差的原因。可无论是在医学还是其他方面，人们总是不愿意修改理论，尤其是当这种理论有着很好的商业前景。好的胆固醇必须对所有人都有好处，坏的胆固醇必须对所有人都有害。除了例外情况！瓦莱里奥就是第一个例外。他的动脉显然没有粥样硬化，但是他的血液中却充满了理论上的风险因素，他本该患有这种疾病的。不能让这个问题堵在心里（如果我可以玩这个语言游戏的话）！

1970 年代，基因学在整个生物学中占主导地位，科学家认为所有缺点、情绪和行为都能找到对应的基因。医学紧随其后，试图寻找所有疾病的基因学病因。对于这位米兰心脏病医生来说，基因学是解开瓦莱里奥谜团的最高贵的方式。经过逐步排查，科学家发现瓦莱里奥的 Apo A1 基因上有一个特殊的突变。这个突变基因，胆固醇科学领域的不速之客，被命名为"米兰 Apo A1"。由于没有任何其他发现，科学家最后认为这是一个

---

① 动脉粥样硬化是指大量脂肪、纤维组织、钙和细胞残余渗透到动脉壁中。这会缩小动脉的直径，从而减少器官供血，引起心绞痛或肌肉痉挛等病症。当动脉被堵塞，器官可能会部分坏死（心肌梗死，中风）。动脉粥样硬化是动脉随着时间推移而产生的正常演变，但是当存在较多风险因素时，动脉粥样硬化的速度会加快。

单基因特征①。

科学家还发现，这个独特的基因具有多个功能。没错，它降低了高密度脂蛋白水平，这被认为有害；但是它也增强了高密度脂蛋白对血液中胆固醇的运载能力，这又被认为是有益的。它似乎阻止或延缓了动脉粥样硬化的形成。简而言之，从科学数据来看，它极有可能延长寿命。瓦莱里奥完全有理由对医学分析和理论不予理会，他内心深处对自己的预期寿命充满信心。这难道不是对健康的最佳定义吗？

如果我们忘了这篇传记的主角名叫乔瓦尼·波马雷利的话，这个无关紧要的故事就该到此结束了。

我们不知道乔瓦尼和罗莎到底生了几个孩子——他终于在1801年娶到了她，以热烈的方式迎接新世纪的到来；也不知道他们的每一个后代和其他散布在没有出口的道路旁的表姐妹或邻居又生下了多少孩子。无论是在伦巴底还是其他地方，年轻人从来都不会将自己的私情公之于众。我们只知道波马雷利家的众多后代中很多人活到百岁或将近百岁才去世。1974年，他们中还有四十人仍然在利莫内生活，其中年纪最大的已经九十岁了，却依然精神矍铄不输年轻人。乔瓦尼和罗莎应该引以为豪，二十世纪末利莫内的1000人口中有4%的人有他们的血统。优秀血统长盛不衰，多代之下，瓦莱里奥也继承了这个血统。

---

① 当一种性状、功能或疾病只能归因于唯一一个基因时，就称作"单基因"现象，这种现象极为罕见。单基因疾病（先天性粘液稠厚症，血友病）非常少见。任何性状或疾病通常都存在着数十或数百个易感基因，它们根据环境和生活方式选择表达与否。如今，基因学已经失去了它的绝对优势，方兴未艾的是根据环境参数对基因表达展开研究的表观遗传学。

虽然当时基因学取得了空前的进步，但是要对一个特定基因进行追溯，书写其在时空中的突变史仍然相当困难。直到1985年才有文章细致地阐明了米兰 Apo A1 基因的系谱，引发了轰动。这一切始于两个多世纪以前，乔瓦尼父亲的精子进入他母亲卵子的那一刻——基因学里没有隐私。就在这一天，在乔瓦尼的 11 号染色体 173 号位点，碱基 A（精氨酸）被碱基 C（半胱氨酸）取代——基因学里也没有诗情画意。

然后，由于与世隔绝和近亲通婚，乔瓦尼的突变基因出现在利莫内 4% 的居民身上。当然罗莎没有这个基因，所以他们的后代是杂合体，也就是说，仅在染色体对的一条上有这个突变基因，但是这已经足以为他们的血管提供保护。他们健硕的体格并非柠檬和橄榄油的功劳，而是源自偶然的突变。

从医疗商业角度来看，只需用简单的一句话概括：我们发现了长寿基因——短得不能再短了。

时间来到2000年代，他汀类药物已成为医生处方最多的降胆固醇药物，每年为制药行业带来将近 200 亿美元的收入。有如此雄厚的财力，控制所有的心脏病学出版物和媒体、收买意见领袖、驯服医生、制服病人变得易如反掌。商人们开始梦想一个所有人为避免死于心血管疾病而每天服用他汀类药物的世界。有一幅广告展示了一具尸体的双脚，脚上挂着的标签解释说如果死者经常服用他汀类药物就不至如此。在这个市场上，他们不惮采取粗鲁的招数，因为客户多得是。

2003 年，辉瑞公司销售的阿托伐他汀以超过 100 亿美元的年销售额称雄于胆固醇药品市场。很多大型竞争对手如阿斯利康、默克、诺华等也都争相推出新的他汀类药物以蚕食市场份额。这些制药巨头很少有创新，大多时候它们只是把公共研究的成果或小公司发明的新药拿来进行商业运作而已。它们依仗财力收买基础研究人员或收购那些小公司。唯一可称的贡献是在市场销售领域。

近几年，看好基因疗法①和重组蛋白②的前景，数百家生物技术初创公司纷纷投身其中。2003 年，一家名为埃斯皮里翁（Esperion）——这名字便给人以希望——的初创公司有了让乔瓦尼·波马雷利复活的绝妙想法。不是复活他本人，而是复活他作为一个遗传品系的始祖的故事，这个故事自 1985 年著名的米兰 Apo A1 系谱发表后就被人遗忘了。他们并没有自负到要向健康人提供抗胆固醇基因疗法来进行虚无缥缈的预防，但他们还是大胆地推出了源于乔瓦尼·波马雷利基因的重组蛋白。

一项研究表明，将米兰 Apo A1 的这种重组蛋白注入大鼠体内，可略微缩小动脉粥样硬化斑块，而且似乎没有毒性。在巨大的商业利益的诱惑下，埃斯皮里翁的科学家在十八名男子身上进行了为期五周的测试，随后将他们的动脉与另外十八个并未接受治疗的人进行比对。神奇的是，这项小小的临床试验获得了小小的成功，让动脉粥样硬化斑块体积缩小了大约 4%，可谓微不足道。但是梦想售卖家们却对此非常满意，他们欣喜若狂，宣称发现了动脉的"强力管道疏通剂"，它能净化血管，带来永生！

结果发布当天，埃斯皮里翁公司就在股票市场上赚了 3 亿美

---

① 基因疗法以病毒为媒介将一种基因直接植入病人体内。这种方法有危险，病毒的表现可能出人意料。目前真正从基因疗法中受益的病人全世界也仅有数十位。

② 与基因疗法不同，重组蛋白是通过将一个基因植入另一种生物体（细菌最为常用）而获取的。这种生物技术如今已相当常见，比如借助转基因大肠杆菌来获取人体胰岛素。

元。辉瑞制药掉进了陷阱，花 13 亿美元收购了这家小公司。对于这个降胆固醇药品巨头来说这不过是九牛一毛，是一种防止潜在市场竞争的手段。然而初创公司成立的目的往往就是为了激起贪欲并在梦想破灭之前卖个好价钱，这里正是如此。埃斯皮里翁的临床试验有着任何严谨的研究人员都会觉得骇人听闻的缺陷，后来再也未能复制。几年后，"傻白甜"辉瑞公司将埃斯皮里翁卖出，这一笔投资的损失高达 99%。还有两家公司也试图在米兰 Apo A1 上做文章，但是即便造假他们也没能取得一丁点成果。

如果您有机会去加尔达湖畔利莫内这个美丽的村庄度假，您会看到一张旅游宣传单，上面讲述了这个故事，并借机吹嘘橄榄油和柠檬的功效。没人敢再提商人们曾经相信致命的心血管疾病是一种单基因疾病，以及他们曾花费巨资说服大众相信这一点。乔瓦尼·波马雷利的基因躺在村庄的小公墓里，又找回了宁静。埃斯皮里翁的股东们甚至不会在他的墓前献花，即使他让他们赚得盆满钵满。

这个科学与商业纠缠不清的故事告诉我们两个不朽的真相。首先，永生的零号病人并不存在；其次，任何人在里瓦道上步行一小时，体内的糖和胆固醇水平自然就会下降。健康有时候就是那么简单。

17. 魔鬼和奇迹

疫苗和抗生素堪称人类在卫生防疫方面的巨大成就，它们被发明后，各种严重传染病几乎被彻底战胜，医学似乎可以躺在功劳簿上睡大觉了。以至于到了 1960、1970 年代，医学遭遇了一场生存危机，人们不得不将衰老带来的大大小小各种痛苦上升到公共健康层面，并在此基础上建立新的医疗景观。在这方面获取科学证据非常艰难，我们于是目睹了健康产业商人用统计数据代替经验证据来掌控这一领域的过程。过去我们用经验主义治愈病人，而这些新的征服者将通过数字游戏向民众传递健康的希望。

医学这一短暂的半死不活的阶段随着艾滋病于 1980 年代初期出现戛然而止。艾滋病宛如当头棒喝，将政界和科学界都动员起来，病毒学和抗病毒治疗因此迅速取得了新的进展。诚然，与鼠疫相比，它的患病率可以忽略不计，但是 100% 的致死率[①] 使它成了一种几乎与鼠疫同样恐怖的疾病。它的性接触传播方式引来许多人召唤天谴，猛然将我们带回到中世纪。所幸科学慢慢夺回了控制权，靠的既不是诅咒也不是缥缈的希望。

魔鬼

姑娘们觉得他像一颗心、一颗星辰或是一个希腊牧羊人一样美好，但他却不为所动。加埃唐（Gaëtan）只喜欢男人，而他在男人中也颇受欢迎：他们认为他和米开朗琪罗雕刻的大卫一样美丽。可真能夸！

对于加埃唐和一部分男性来说，同性恋是一种状态，他们并不纠结于其源头、原因和目的性。同性恋者在性行为频率上和其他男性一样多种多样。加埃唐显然是激素分泌过于旺盛，他超级活跃，简直像个强迫症患者。他在加拿大航空公司担任空乘，这份工作使得他可以经常旅行，积攒各种肤色和血统的艳遇。他从来没有认真数过他有多少性伙伴——他根本数不过来。和在每个港口都有情妇的水手相比，他有两个优势：首先他在机场之间移动的速度要快得多；其次，男人通常比女人更容易接近。这些数量优势并不值得我们花力气从情感和性行为角度论述成因。他每年至少有 250 个不同的性伴侣，他不清楚确切的数字，但很快就能知道了……

[①] 切勿将致死率和死亡率混为一谈。致死率是患者死亡的比率，而死亡率是整个人群中死亡的比率。狂犬病致死率 100% 但是其死亡率为 0。

他的问题不是被人指责同性恋成瘾或艳遇过多,他担忧的另有其事。几个月以来,他的手臂和背部不断出现血肿。刚开始他以为是性生活过于激烈所致,后来发现事情没那么简单。这些血肿中有一处越来越糟,有时候会长脓包,让人想起唇疱疹。他总是感觉疲劳乏力,这一点令他更加忧心忡忡,他特别害怕自己的性吸引力会因此黯然失色。他决定不再等待,去看医生。

经过多轮寻医问药,1980 年 6 月的一天他被诊断为得了卡波西肉瘤。这是一种恶疾,通常只发生在老年人和免疫力低下者身上,而绝不会出现在希腊牧羊人或是米开朗琪罗的雕像身上。医生直言不讳:这是一种癌症,会扩散到所有的粘膜,直达肺部;病情进展无法预见,可能慢也可能快,很难治疗,预后也很差……

加埃唐接受了治疗。为什么这种老家伙们才得的罕见病会出现在他身上呢?他才二十七岁,这个年纪距离死亡本应相当遥远,他想活下来并继续他机场唐璜的生活。

一年后他得知自己并非唯一一个不幸染上这种几乎不可能发生的疾病的人,内心总算得到了些许安慰。1981 年 6 月 5 日,美国疾病预防控制中心①正式宣布在洛杉矶、旧金山和纽约这三大城市,卡波西病患者人数上升。所有病人都是同性恋者,且免疫力低下。卡波西肉瘤成为了"同志癌","同性恋者的癌症"。

美国疾病预防控制中心还发现这些城市记录的患者中有一半曾经是加埃唐的性伙伴。他被严厉告知自己具有传染性并且必须

---

① 美国疾病预防控制中心在美国全境设有分部,所有流行病学信息都会汇总到其位于佐治亚州的总部。美国疾病预防控制中心是美国最大最重要的联邦公共卫生机构。

改变自己的行为习惯。专家们发现他可能是在海地被感染的，这对于美国来说是一个意外收获：敌人来自境外，是黑人。所有性传播疾病传闻都来自域外，这种新型疾病也未能免俗。另外，这名恶魔般的通过性来传播疾病的病人姓杜加斯（Dugas），这是个法国姓；他讲法语，出生在魁北克；他是在加勒比地区染上这种病的，然后把病带到了美国本土。谁知道年轻富有、视女性为玩物的唐纳德·特朗普不是从那时开始打造他为了崇高的美利坚同邪恶世界斗争的救世主言论的呢？

据记载，加埃唐·杜加斯并没有听从医生给他提出的任何建议，他只是在性行为结束后告知对方："我患有同性恋癌，我已时日无多，你也一样。"真实与否并不重要，魔鬼必然会有撒旦般的言论。

但是在医学上有一个事实是可以肯定的：在1982年4月前确诊的250名美国患者中，仅加埃唐·杜加斯一人就感染了其中的20%以上。

1982年7月，这种新型疾病被命名为获得性免疫缺陷综合征，简称艾滋病（AIDS）。1983年5月，法国巴斯德研究所由吕克·蒙塔尼耶（Luc Montagnier）和弗朗索瓦丝·巴雷-西诺西（Françoise Barré-Sinoussi）领导的团队在《科学》杂志上发表文章，宣布发现了淋巴结病相关病毒（LAV），认为正是这种病毒引发了艾滋病。检测专利的争夺战先是在多个法国团队之间爆发，随后美国人也加入战团，因为利益诱惑实在太大了。美国研究团队发现的病毒被称为获得性免疫缺陷综合征相关逆转录病毒（ARV）。后来，法国团队发现了第二种病毒类型，他们将其命名为LAV-2。直到1986年纷争才最终结束，所有人都同意将这两种病毒命名为 HIV - 1 和 HIV - 2 （人类免疫缺陷病毒）。

在度过以性生活和治病为主旋律的一生后，加埃唐·杜加斯于 1984 年去世，时年三十一岁。这位超级传播者在长达三十年的时间里一直被视作美国艾滋病零号病人，直到 2016 年两篇文章证实这种疾病早在 1970 年代初期就已经在纽约出现。魔鬼到底是谁已经无从知晓。

随着研究的深入，科学家发现这两种人类免疫缺陷病毒都是猴免疫缺陷病毒（SIV）的衍生物。人类感染应该始于 1920 年代，病毒在进入人体后发生了突变，物种壁垒通常就是这样被打破的。真正的零号病人估计是一名被猎物撕咬或在处理猎物时被传染的刚果猎人。美利坚的荣誉得以保全，人类的光辉依然灿烂，魔鬼是一只黑猩猩。

奇迹

不经治疗死亡率达到 100% 的传染病极其少见，就连鼠疫都会留下几个幸存者。长期以来，狂犬病是唯一一种出现初期症状后就没有任何治愈可能的疾病。艾滋病则是第二种"不留活口"的疾病。直到今天也是，如果不进行治疗，患者被认为必死无疑。但这种看法可能是错的。

1990 年代，医生发现一些艾滋病血清检测呈阳性的人数年后才出现艾滋病的症状。他们是"生物学"而非"临床"意义上的病人。

这些生物学上的艾滋病"健康携带者"收获了各种修饰语：

"长期幸存""抵抗力强大""长期控制在正常水平"。在我写下
这些文字的时候，有一小群三十多年前血清检测就呈阳性的人，
没有接受过任何治疗，却依然活着，未出现丝毫症状。这些人被
称为"精英控制者"，他们在阳性患者中占比 0.5%，这个数字不
容小觑。因此，我们可以说艾滋病致死率为 99.5%，而非 100%。

艾滋病抗性显然是由基因造就的。这使我们对人类的未来充
满信心：无论将来有什么化学污染或细菌感染，总会有一小部分
人已经拥有了保护性基因，能对抗未知的危害。达尔文描述的这
种变异性正是物种根据环境变化而演化的基础。

我现在要讲述的并不是第一个精英控制者平淡无奇的经历，
而是本书一系列疾病或疗法的初期个体中又一位极为独特的零号
病人的故事。

1995 年，蒂莫西·布朗（Timothy Brown）在柏林收到阳性检
测结果时，和所有得知这个消息的人一样，他崩溃了。他是在接
到一位住在他老家西雅图的前男友打来的电话后去做检测的。这
位曾经的爱人告诉他自己得了艾滋病，建议蒂莫西去做检查。

他记得与这位高中旧友的交往。当时两人都公开了自己的同
性恋身份，并为争取同性恋者的权益而积极活动。在美国针对艾
滋病患者以及更深层对同性恋的歧视日益严重的背景下，他们参
加了 Act Up① 运动来发挥自己的力量。孤身一人将他养大的母亲
在这第一场战斗中就对他表示支持。四年前，这个饱受宠爱的独
生子决定离开美国。他先是去了巴塞罗那，靠着东挪西借勉强度

① 一个成立于 1987 年的艾滋病民间工作组织，全称为 AIDS Coalition to unleash power（艾滋病患者联合起来释放力量）。——译注

日，后来到了柏林，靠着一份侍应生的工作挣取学费。

1995 年的时候，抗逆转录病毒药物尚未出现；艾滋病确诊就相当于判了死刑。他给他的前男友打电话，寻找精神上的慰藉。

"想想看，我们只有两年好活了。"朋友的安慰更像是当头一盆冷水。

蒂莫西突然觉得非常孤单，一切都变得遥不可及。他已经在柏林大学注册了几门课，学业成了他活下去的理由之一。我可以做到的，他这样想着……

1996 年，距离他确诊艾滋病不到一年的时间，第一批抗病毒药物问世，他的期待有了回报。他成了对这些可怕治疗反应尚可的"幸运者"之一。治疗一开始就取得了非常好的效果，病毒载量大幅下降。好运连连，他还获得了一份德译英工作的劳动合同。生活几乎重新变得美好起来……

2006 年，他在美国短暂逗留后返回柏林，突然感觉极度疲乏。然而病毒依旧在控制中，他对新兴高效的三联疗法反应也不错。医生证实他的艾滋病处于休眠期，这种疲倦应该另有原因。

经过几天的研究，诊断结果出来了：他患上了一种急性髓性白血病。这是对于成年人来说最为致命的癌症之一，没什么很好的治疗手段，会频繁复发，只有骨髓移植还能带来一线生机……

蒂莫西四十岁了，这是他第二次被判死刑，但是他仍然有些许理由相信自己的运气和已经帮他延长了好几年寿命的德国医学。

给蒂莫西诊病的第一位肿瘤专家对艾滋病一无所知，不过他曾从文献中读到在"精英控制者"身上发现了一种特殊的基因。这位名叫格罗·许特尔（Gero Hütter）的年轻肿瘤专家记的没错：

一些研究表明 CCR5Δ32 基因可以预防艾滋病①。某些科学家认为这种突变是新近在十四世纪的天花和鼠疫流行中从欧洲人身上自然筛选而来，因为它具有保护性。另外一些科学家则认为这就是普通的遗传漂变②。无论其起源如何，CCR5Δ32 能阻止病毒进入细胞，从而预防艾滋病。10%到20%的欧洲人拥有这种突变，而当同一对染色体都出现这种突变时，拥有者就获得了先天的防御能力。

许特尔医生有个别出心裁的想法，他想找一个携带这种突变基因的骨髓捐赠者。他根本不清楚这是否真的能帮到患病已久的蒂莫西，但他建议他试试看。

"我不想当小白鼠。"蒂莫西回答说。

"那也行，我们会给您化疗，但是可能会很痛苦，因为您已经在接受艾滋病三联疗法了。"

确实，这场化疗简直就像地狱。蒂莫西患上了肺炎，不得不在第三次化疗前停止了治疗。白血病在经历了短暂的缓解之后再次爆发，变得更加凶险。骨髓移植的选项又一次摆在他面前。

"死马当活马医吧，试试看。"蒂莫西有些不好意思。

现在最大的难题变成了找到同一对染色体上都拥有 CCR5Δ32 基因的捐赠者。筛选了六十多人后，他们终于找到了一个。骨髓移植手术在 2007 年 2 月 7 日进行，这一天蒂莫西停止了三联疗法。

---

① CCR5 是一种趋化因子受体膜蛋白。艾滋病毒利用对这种蛋白质的亲和性进入细胞内。CCR5 基因中一种特殊且明显是新近才发生的突变造成 32 个碱基对缺失。这种被称为 Δ32 的突变导致蛋白质畸形，从而阻止病毒通过。

② 遗传漂变是受精过程中的随机突变所导致的种群演化，不可预测。

奇迹发生了。三个月后，他的血液中再也检测不到病毒，而且整个过程中他并未恢复抗病毒治疗。他还发现自己身上和所有HIV感染者一样几近消失的肌肉又长回来了。他和医生喜出望外，冒险终于有了回报。

同年圣诞节，或许是乐极生悲，他的肺炎和白血病复发了。2008年2月，他接受了第二次骨髓移植。非常不幸，他出现了谵妄的症状，癫痫发作，几近失明。脑部活组织检查显示他患上了白血病引发的脑炎。看来厄运并没有放过他。

"这次真不行了。我的治愈概率是多少?"他清醒地问道。

"非常渺茫。"医生们众口一词。

"到底是多少?"

"5%。"（总得给出一个数字。）

他的视力慢慢有些好转，又重新开始说话，再次惊人地焕发出生机。但是厄运却像章鱼一样抓住他不放。2009年，他成了一次恐同袭击的受害者，他在袭击中跌倒，头部和肩部受伤。对这个一直在与病魔搏斗、靠医学续命的倒霉蛋来说，这种打击不过小菜一碟。

灾难接踵而至，然而事实却不容否认：他的艾滋病已经彻底治好了。治疗团队希望对他的独特案例进行更深入的研究，以获得国际认可。既然享受了科学的恩惠，又怎能拒绝配合游戏呢?于是他接受了一系列的血液、大便、小便、脑脊液及各个器官活组织的采集。曾经拒绝当小白鼠的他就这样忘记了自己的坚持，变得千疮百孔。他的血液和组织被送往全世界的实验室，以检查HIV病毒是否真的完全消失了。没有病毒了，没有病毒了，没有病毒了! 第一个艾滋病痊愈的病人蒂莫西的病例于2009年发表在一家著名医学期刊上。这是荣耀，但是代价也相当高昂！

刚开始他是拒绝这种荣耀的，后来他将其化为资本行动起来，如同在 Act Up 时期一样：他希望其他病人能像自己一样痊愈。他视力很弱，常常觉得疲惫，肩膀也没有恢复，他无法再胜任翻译工作了。他决定回到美国去生活，在当地他以"柏林病人"的身份而为人所知。

蒂莫西·布朗的神奇病例公布后，新闻界沸腾了，他们迫不及待地宣布所有艾滋病人都将被治愈。医学界迅速作出回应，称这种治疗方式非常危险且难以实现，因为没有足够多的捐赠者。但医生还是在六名同时患有艾滋病和白血病的病人身上尝试了这种移植。所有人都出现了移植并发症，没多久就去世了。在另一些病人身上，病毒发生了突变，使用 CCR5 之外的另外一把密匙进入了细胞。太邪恶了。医学教人永远保持谦卑，它仅由个案构成：这是它治学上的优势，也是它实践上的劣势。

不仅如此，医学还是一门忘恩负义的科学，它不承认为它付出过的英雄，因为今天的科学到了明天可能就一无是处。所有科学概莫能外，尤其是医学。柏林病人和他勇敢的医生的故事并不像表面看起来那样简单。事实上，蒂莫西·布朗在移植后遭受了移植物抗宿主反应（GVHR），这是一种罕见的疾病，通常是宿主排斥移植物。现在我们知道让 HIV 病毒从他体内消失的并非 CCR5Δ32 基因治疗，而是这种疾病。

后来，其他一些有移植物抗宿主反应的病人也摆脱了 HIV 病毒的困扰，而他们移植的细胞中并不包含 CCR5。这样看来，移植的细胞能够杀死宿主被 HIV 感染的免疫细胞，同时也就消灭了病毒。一种疾病在特殊情况下治愈了另一种疾病。

2019 年初，蒂莫西五十三岁了，他低调地活着。无论生物医学怎么宣传，他仍然是艾滋病史上唯一一个被宣布治愈的病人。一个基金会以他的名字命名。

2019 年 2 月，一位新的病人在伦敦接受了同样的移植手术，他被称为"伦敦病人"。要断言他能存活下来还为时尚早。不管柏林病人和伦敦病人会变成怎样，这种医学冒险总能吸引媒体的广泛关注，但必须清醒地看到，这种冒险在治疗方面并无真正的前景可言。①

---

① 蒂莫西·布朗于 2020 年 10 月因白血病复发去世。——译注

18. 无脑人

几周来，塞缪尔（Samuel）总觉得左腿隐隐作痛，没有力气，有时甚至还会发软，好在从没有跌跤。他并不喜欢抱怨，又有什么好抱怨呢？他记忆中上次看医生还是在三十年前——十四岁那年，当时就是这条左腿出了问题；后来他接受了一场小手术，问题便解决了。他对手术的具体情况不甚了解，只知道自己婴儿时期便已出现异常。这些其实在病历上都有注明，只是他没有花时间去看。

塞缪尔是公务员，已婚，有两个孩子，过着平静的生活。认为平静生活和公务员身份之间存在某种不言而喻的相关性就有点不厚道了，不不不，是塞缪尔自己决定过一种平静的生活，他天生就怕麻烦。这种天性的人存在于各行各业，而无论哪种行业都有各种天性的人——此处无杠可抬。

这一次他决定去看医生，他的腿几乎都要拖着走了，步子都有些颤颤巍巍。医生非常慎重，打发他去了三十年前他曾看过病的神经内科。三十年了……

神经科医生接下了这个"老"病人。六个月大时，塞缪尔曾为治疗脑积水①接受过脑室-心房分流术②。十四岁时，他第一次感觉左腿无力并伴有运动障碍，经查是管道太短且部分堵塞，再次施行手术后问题便解决了。打那以后，他的神经系统再没出过任何差错。

神经科医生让他去做一次 CT 扫描和一次磁共振。如今一切都变得如此简单，医生不再劳神费力去做神经系统的检查。费那事干嘛？影像报告一出来，整个科室都惊呆了！所有人都对这全黑的影像大感不解：他的颅骨中居然没有大脑！

医生一开始还以为发生了超自然现象，情绪缓和后他们慢慢清醒过来，仔细观察。他们看到四个脑室中蓄满了脑脊液，占据了整个颅内空间，将脑组织挤压得只剩下不到一厘米厚的薄薄一层。

这次医生花时间给塞缪尔做了彻底的神经系统检查。不是为了判断是否有脑积水——这已经显而易见，而是为了评估病情的严重程度。

检查结果再次令人目瞪口呆。塞缪尔除了他自己提到的左腿无力之外，几乎没有任何神经系统症状。他活动能力正常，智商75，言语智商85。的确，这个大脑不能和爱因斯坦的大脑相提并论，但也算不上智力低下——根据医学上的定义，只有在智商低

---

① 脑脊液由于排泄通道运行不畅而积聚在大脑中。
② 在脑液与心脏之间植入一根小管道，以排出多余的液体。更多时候会将脑液向腹膜（腹部）分流。这两种方法效果都非常好。

于 70 时才会被认为智力低下。这就是塞缪尔不愿意让自己的生活过于复杂的原因：一切都必须省着用，包括他的认知能力。虽然他颅腔 90% 的空间装满了水，却未见任何脑功能障碍的征兆，这简直无法想象！他是怎样做到在大脑体量只有常人 10% 的情况下拥有充分的自我意识的？

虽然医生们对大脑可塑性有所认识，但这样一个功能区几乎完全消失的大脑却是见所未见。记忆和动作协调所必需的大脑中枢组织在塞缪尔的影像检查结果中根本看不到，他却没有表现出任何相关病症！他的额叶、顶叶、颞叶和枕叶被压缩成了薄薄的一层，但却未对触觉、语言、视觉和听觉等功能产生任何影响。只有一种合理的解释，那就是大脑所有常规区域和结构的重塑和压缩都是缓慢发生的，因而它们并没有丧失功能。

塞缪尔的案例证明了大脑在可塑性方面拥有惊人的潜力。我们知道中风或者外伤后大脑可以修复自身部分功能，但并不了解神经元和神经突触会适应空间限制持续重组。我们知道大脑回路和突触会随使用频率增强或者消失，但谁都没有想到所有的网络能在一个如此狭小的空间内运行。脑容量大是智人的特征，而塞缪尔的大脑却比非人类灵长动物的大脑都要小。

某些动物保护主义者借此宣称动物也可以拥有和人类一样的智商和意识。一些女权运动人士更是拙劣地鼓吹大脑容量和智商没有任何关系。这早就是无可争议的事了！

神经外科医生将塞缪尔以前的分流方式改成腹膜分流后，他的几个主诉症状便完全消失了。当时他四十四岁，现在他已经五十六岁了。他仍然过着平静的生活，对自己大脑可塑性世界冠军的头衔毫不在意。

后记

　　把病人当成主角来写是一种向他们表达敬意的方式，但同时也是一种别出心裁的文学选择，历史学家的一种手法。为医学发展做出贡献的人极为多样：有在战士的身体上书写外科历史的解剖学冒险家；有执着于思考生命，铺垫出生理学最初路径的哲学家；有热爱人体，在观察和触摸中摸索出手艺的临床先驱；有毫无禁忌深入机体探秘的物理学家和化学家；最后还有病人，是他们使叙事成为可能，没有叙事也就不会有任何人文科学。

　　未来医学的参与者将是什么样的呢？要回答这个问题，必须重温历史，并且将诊断和治疗这两个主要医学活动领域区分开来。这两个领域的历史发展路线差异巨大，少有交汇。并不因为存在教堂，神学史就能与建筑史熔为一炉。同理，并不因为我们治愈了一些疾病，就可以将诊断史和治疗史混为一谈，这个错以前犯得太多了。要知道，即使在今天，二者也很少能同步发展。

自很早以前有性生殖出现，某些物种后代的生存取决于父母的护理（soin），治疗（soin）就已经存在了。拿人类这种灵长动物来说，每个个体总有一天要护理另一个体。灭虱行为的出现不知比当今三百种心理疗法早了多少年。接生婆、剃头匠和拔牙人提供高质量服务的时候剖腹产或显微外科都还没有发明。在法国，护理治疗类工种数以百计，而诊断则是医生的专利。护理和治疗从来没有也永远不会只为医学所把控。医生在这一领域只是个配角。共情、利他和合作天然是行为生态的一部分，医生在这些方面的能力和其他人并没有什么两样。治疗是一种普遍的生物学现象。

至于诊断，它是伴随着动物文化的初级形式而诞生的。黑猩猩可能就能诊断肠道寄生虫病，它们会吃下无法消化的叶子，叶子的毛状体（毫毛）会裹紧寄生虫，随着粪便排出体外。智人将诊断变成了一种职业，从此跨入了全新的阶段。和普遍的生物性的治疗相反，诊断是特有的文化现象。这是一门学问，近两三个世纪以来医生在该领域表现出众。他们坚定地维护着自己在诊断上的专营权，这不无道理。极少有人敢于对这种特权提出异议。

但是，如果医生在治疗方面寻求垄断，那就错了。同时在诊断和治疗上取得成效是小概率事件。巴斯德对免疫学一无所知。大部分药物都是人们在了解它们的生理作用之前凭经验发现的。柠檬被用来治疗坏血病，后来科学家才发现人体无法合成维生素C。正是在最为偶然的情况下，安定药让精神病人摆脱了紧身衣。相反，大量以完美医学理论为基础而研发出来的药物在临床上并没有什么效果。

　　有一个非常短暂的阶段，在这期间理论诊断和治疗实践相辅相成，给人类健康带来了实利。它始于1921年，当时，研究人员理清了1型糖尿病的病理生理学原理，成功提取胰岛素。1940年代，人们了解了微生物的致病作用，发明抗生素。到了1960年代，又对一些创新药物进行临床试验……直至1980年代，在市场经济主导政治和教育的氛围下，有关当局要么由于自身无能，要么出于天真的理想主义或宿命论，放任健康产业干扰临床科学，把诊断和治疗导向歧路，这一阶段宣告结束。

　　非常幸运的是，市场的这种统治力出现时，受益于大量其他技术、政治和社会进步，人类的平均预期寿命已经达到了最佳状态。少有的几件引起轰动的丑闻，如沙利度胺和己烯雌酚、万络、格列酮类、美蒂拓等药物，虽然杀死和伤害了数以千计的人，但是从统计学角度，对公共卫生的影响可以忽略不计。

　　如今，提供治疗服务的人越来越多，从最严谨的科学理论，到最荒诞的蒙昧主义，各种背景都有，鱼龙混杂。超市货架上塞满了号称具有保健功效的产品。晚八点的新闻节目每天都会宣布即将治愈一种癌症或是孤儿病。动物磁气疗法和占卜死灰复燃，与干细胞及单克隆抗体分庭抗礼。

　　而在我们的富足社会中，诊断的文化发展历程已经走完了最后两个阶段。一方面，它成了强制性的条款，自然死亡消失了，医生必须在死亡证明上标注死因。另一方面，诊断变得和患者的自身体验毫无关联，现在是医生告知病人患"病"，而病人甚至对此没有丝毫察觉。体检筛查出来的骨质疏松、高胆固醇血症、动脉瘤或癌症都是如此。医学发现潜在的疾病，医学不再需要患者。

让我们重温《前言》中引用的乔治·冈吉莱姆的话语："是因为有人觉得自己生病才诞生了医学，而不是因为有了医生，人们才知道自己生病。"如今的情况与他所言已大不相同，更为常见的是由医生来告知病人患病。而我们的同胞也能非常温顺地接受自己根本未曾经历过的疾病的诊断结果，这着实令人惊讶。

所以以后再要为新的零号病人作传就很难了，因为病人不再是医患关系的发起者。医生与病人的旧日组合似乎已经消失不见。过去，组合双方彼此寻找，在科学与信仰、肉体与精神间撕扯，他们分离又重聚，临床科学才能应运而生。是这些偶然形成的组合塑造了这门成败难料的学科——它始于千古不易的共情，随着生物医学的飞速发展不断延续，如今则在一个做着永生之梦的市场中陷入泥潭。

明天的零号组合会是什么样的呢？

心脏病或者肿瘤科医生和病人？不，他们中最幸运的或许能谱写几个独特、浪漫或者有趣的故事。但是，逐渐沦为健康产业玩物的他们，几乎不可能继续推动临床医学或生物科学的发展。

老年病医生与老年人或者产科医生与产妇的组合？当然不是。我们最期待的反倒是这两个领域的医疗积极性能够稍事收敛。最近这两个领域的过度医疗现象正在将风险收益比转为负数。

基因学家和"孤儿病"患者的组合？肯定会有几对。对目前尚未普及且不太成熟的基因疗法我们的确仍可怀抱期待，它们可能会取得长足进展。这些组合肯定会谱写出史诗般的个案，但他们无法对公共卫生产生丝毫影响。孤儿病种类繁多，患者却非常罕见，而只有在涉及大量患者时，历史才会认可公共卫生取得了进步。

正常的话，未来医生与病人的"伟大组合"应会出现在目前尚属空白或鲜有研究的医学领域。至少有两个，精神病学和免疫学。精神障碍和自身免疫性疾病的发病率持续上升。在这两个领域，思路不清的诊断假说层出不穷，流行病学研究无甚建树，病理生理学研究尚处于起步阶段，治疗无效且经常充满危险。看不到任何美好前景；心理免疫学的大门才刚刚开启，各种蒙昧思想便已群魔乱舞。此外，医生和病人之间的关系将会受到周围越来越多参与者的干扰：公私保险公司、律师、实业家、金融家、媒体、政府部门和商贩，所有这些商人早就霸占了主角的位子。

那我以后就该讲"零号商人"的故事了？比如某个说服当局批准甚至强制要求服用一种能将阿尔茨海默病一百个易感基因之一甲基化的药物的人；某个贩售青春期情绪障碍预防性疗法的人；为绝经和不孕症提供独特疗法的人；以及另一些超乎我想象的人——我在医学方面的想象力远不如超人类主义者那样丰富多彩。

要为医学开创美好未来并始终对其保持信心，应该再次将诊断和治疗区分开来，它们在历史上本来就是分道而行的。治疗承载着如此多的幻景和贪婪，如果生物医学研究不再直接关注治疗，反倒有可能取得更大进展。生物医学只需努力了解智人及其疾病的历史，将研究所得教给成人和孩童，并任由他们从中获益。

医学严格证明了糖和烟草对健康的重大危害，该由它来消化它们的负面影响？那些兜售据称可以降低此类危害的药物的人并不比推销这些毒物的人更利他。这两拨人利用同样的手段来误导科学和制造疑虑。应该由行政部门来规范这些生意，而非临床或生物医学。

好吧，为了保持继续进行科学研究所必需的乐观精神，我最后再讲一个零号病人的故事。这个故事来自里昂克洛德·贝尔纳大学一名同学为获得"演化生物学与医学"校颁文凭①而递交的论文，我是该文凭的负责人之一。这组课程教导学生在一个自身不断演化的环境中分析疾病的演变，告诉他们没有疾病固定不变，也没有疾病只由单一因素导致，并向他们解释诊断和医疗实践的文化演变。

这个故事把我们带到 1964 年。五岁的斯蒂维（Steevy）来到俄亥俄州东北部的阿克伦儿童医院泌尿科就诊。他是转诊过来的。由于先天阴茎畸形，他无法坐下来小便，站着小便也难以控制尿流方向。医生对这种事情闻所未闻，在做检查之前他们以为这不过是小孩任性或者父母有某种强迫症。但是，很快，他们就被斯蒂维阴茎的变形程度惊呆了，它的硬度远非儿童正常勃起时的硬度可比。他们决定给他拍 X 光片，结果让他们更为震惊：X 光照片显示阴茎右侧完全被一根长长的骨头占据。医院泌尿科和儿科的医生们从未见过这种情况，也没有医学文献对此有过任何描述。斯蒂维是迄今所知的唯一一个生来就有阴茎骨的男孩。一名独一无二、没有继任者的零号病人。

斯蒂维的临床病例对治疗而言并没有多少价值，但是对于进一步了解人类却很有帮助。医生在演化生物学家的帮助下找到了解释……

———————————

① 法国一种由大学自主颁发的文凭，不纳入国家的学历学位体系。——译注

在哺乳动物中，多数物种都拥有阴茎骨。在演化成现在的状态之前，在遥远的古代，包括人类在内，所有灵长动物都有一种钙化的阴茎结构。智人的阴茎骨已经完全消失了，今天除了斯蒂维，没有一个男人身上还有这一构造。演化生物学家有着无穷的好奇心，他们比其他科学家更会构建假说，比医生更擅长设想。他们明白了人类身上仍然存在着构造阴茎骨所必需的遗传物质。因此他们有必要研究是怎样的演化因素导致了这些基因的表达被抑制。从演化层面来看，这种抑制应该是最近才发生的，因为斯蒂维的案例证明只需一个世代，阴茎骨就能完整重现。拥有阴茎骨的哺乳动物并不需要很高的流体静力压便能出色地勃起。生物学家由此得出结论：在没有阴茎骨的情况下，流体静力压不足会限制老年雄性的生殖能力。而临床医生都知道，男性生殖年龄过高会极大增加后代的疾病风险，尤其是精神类疾病。演化为女性安排了绝经，颇为有效，但没能同样有效地控制男性，阴茎骨的消失可视为一种替代。斯蒂维的病例或能让我们更加谨慎地看待辅助生殖技术在四十岁以后年龄段的应用……

若能摆脱商业和政治的束缚，临床医学将会多么美好！

参考资料

在我书架上摆放着的医学史书籍是我首要的资料来源，其中最重要的是米尔科·格尔梅克指导编写的三卷 *Histoire de la pensée médicale en Occident*（Éditions du Seuil, 1995—1999）。

此外还有三本经典著作：Roger Dachez, *Histoire de la médecine*, Tallandier, Paris, 2004；Olivier Faure, *Histoire sociale de la médecine*, Anthropos, Paris, 1994；Maurice Tubiana, *Histoire de la pensée médicale. Les chemins d'Esculape*, Flammarion, « Champs », Paris, 1998 ［1995］。

最后还有一本书为我对这些病例进行反思提供了思路：Maële Lemoine, *Introduction à la philosophie des sciences médicales*, Hermann, 2017。

1. 丹丹

读了这些从医学视角展示的临床案例，我萌生了以病人为主角来讲故事的想法。我决定从丹丹开始，比塞特尔医院的档案记载了他和医院工作人员的互动。

2. 麻醉的零号病人

关于麻醉的发明，有大量资料，我主要参考了 Georges Arnulf 的 *L'Histoire tragique et merveilleuse de l'anesthésie*（Lavauzelle, Panazol, 1989）。

3. 菲尼亚斯的灵魂

菲尼亚斯·盖奇的遭遇可能是所有故事中最有名的，英文版维基百科的相关页面列出了很多参考资料。

4. 癔症的三位女主角

对癔症起源部分的讲述，我当然主要参考了夏尔科、布洛伊尔和弗洛伊德的著作。对于它们引发的大量争论，我的资料来源有：Jacques Bénesteau, *Mensonges freudiens*, Mardaga, Liège, 2002；Marco Magro, *Ils sont fous ces psys!*, First, Paris, 2015；Catherine Meyer（dir）, *Le Livre noir de la psychanalyse*, Les Arènes, Paris, 2005。

5. 小约瑟夫

约瑟夫·梅斯特的故事对于所有法国人来说耳熟能详，但有关争议了解的人则不多。这方面，我参考了由 Anne-Marie Moulin

主持编写的集体著作 *L'Aventure de la vaccination*（Fayard，Paris，1996）。

6. 纽约厨娘

玛丽·梅伦的故事给许多小说家和连环画作者带来了灵感；在众多参考文献中，我选取了医学史学家 Judith Walzer Leavitt 的权威著作 *Typhoid Mary ： Captive to the Public's Health*（Beacon Press，Boston，1996）。

7. 奥古斯特

我是从一篇讲述在阿洛伊斯·阿尔茨海默档案中发现奥古斯特·德特尔的临床病历的文章开始入手的：Konrad Maurer *et al.*，《Auguste D and Alzheimer's disease》，*Lancet*，vol. 349，n°9064，1997 年 5 月 24 日，p. 1546 - 1549。

在重温关于该病例的争议时，我发现了 Olivier Saint-Jean 和 Éric Favereau 合著的 *Alzheimer, le grand leurre*（Michalon，Paris，2018）。这本书讲出了我多次暗示但又不敢直接表达出来的话。它可以说是一份"事后资料"！

8. 性别屠杀

埃纳尔·韦格纳的一生在 2015 年被汤姆·霍伯（Tom Hooper）拍成了电影《丹麦女孩》。

和埃纳尔·韦格纳一样，布鲁斯·雷默的故事在维基百科上也有详细记录。

自从媒体开始关注性别理论之后，已经出现了大量与他们有关的文章。

9. 两个特别的编号

大肠杆菌两个特殊编号的故事是我的生物学家朋友们跟我提起的。相关讨论出自两篇文章：Ulrich Sonnenborn，«Escherichia coli strain Nissle 1917-from bench to bedside and back：History of a special Escherichia coli strain with probiotic properties»，*FEMS Microbiology Letters*，vol. 363，n° 19，2016 年 10 月；Jaroslaw Zdziarski *et al.*，«Molecular basis of commensalism in the urinary tract：Low virulence or virulence attenuation？»，*Infection & Immunity*，vol. 76，n°2，2008 年 2 月，p. 695－703。

10. 恩莎的沉默

法语维基网页 < https：//fr. wikipedia. org/wiki/Prot% C3% A9ine_ Forkhead-P2>上非常详细地记录了 FoxP2 的发现过程。

我还参考了 Wolfgang Enard，Anthony P. Monaco 和 Svante Pääbo 在 *Nature* 上发表的文章：W. Enard *et al*，«Molecular evolution of FOXP2, a gene involved in speech and language»，*Nature*，vol. 418，n°6900，2002 年 8 月 22 日，p. 869－872。

另外，PubMed 书目数据库中还有一篇可全文查阅的文章：Kay D. Macdermot *et al.*，«Identification of FOXP2 truncation as a novel cause of developmental speech and language deficits»，*The American Journal of Human Genetics*，2005 年 6 月，vol. 76，n°6，p. 1074－1080。

11. 永生的海瑞塔

我是从 Anne Debroise 的一篇文章中得知海拉细胞的存在的：
«Des cellules modèles bien loin de la réalité», *La Recherche*, n° 475,
2013 年 5 月，p. 8 – 11。

本章主要资料来源于 Rebecca Skloot 的著作 *La Vie immortelle d'Henrietta Lacks*（Calmann-Lévy, Paris, 2011）。

12. 海马冒险家

PubMed 书目数据库中有众多以亨利·莫莱森和肯特·科克伦的故事为主题的文章可供查阅。

13. 麦基太太

麦基太太的故事源自以下两篇文章：I. Dunsford *et al.*, «A human blood-group chimera», *British Medical Journal*, 1953 年 7 月 11 日，vol. 2, n° 4827, p. 81；A. M. Boddy *et al.*, «Fetal microchimerism and maternal health: A review and evolutionary analysis of cooperation and conflict beyond the womb», *BioEssays*, vol. 37, n° 10, 2015 年 10 月，p. 1106 – 1118。

我还参考了我们"演化生物学与医学"校颁文凭课程中 Selim Aractingi 的授课内容。

14. 无玷始胎

那个有鼻子有眼的处女怀孕故事主要来自 André Pichot 的精彩文章 «Qui se souvient de M. J. ?», *Le Monde*, 2002 年 12 月 27 日。

15. 令人作呕

沙利度胺的故事已经被讲述和评论过很多次。

16. 乔瓦尼的载脂蛋白

乔瓦尼·波马雷利的故事，我参考了以下两篇文章，并稍微进行了艺术加工：V. Gualandri *et al.*, «A1Milano apoprotein identification of the complete kindred and evidence of a dominant genetic transmission», *The American Journal of Human Genetics*, vol. 37, n°6, 1985 年 11 月, p. 1083 - 1097; S. E. Nissen *et al.*, «Effect of recombinant ApoA-I Milano on coronary atherosclerosis in patients with acute coronary syndromes : a randomized controlled trial», *Journal of the American Medical Association*, vol. 290, n°17, 2003 年 11 月 5 日, p. 2292 - 2300。

17. 魔鬼和奇迹

加埃唐·杜加斯的故事来自 Randy Shilts 的著作 *And the Band Played on* (St. Martin's Press, New York, 1987)。

蒂莫西·布朗的故事知名度较低，主要出自以下这篇文章：K. Allers *et al.*, «Evidence for the cure of HIV infection by CCR5Δ32/Δ32 stem cell transplantation», *Blood*, vol. 117, n°10, 2011 年 3 月 10 日, p. 2791 - 2799。

18. 无脑人

无脑人的故事主要参考了 2007 年 *Lancet* 上的一篇文章：L. Feuillet, H. Dufour et J. Pelletier, «Brain of a white-collar worker», *Lancet*, vol. 370, n°9583, 2007 年 7 月 21 日, p. 262。

后记

最后的小故事出自我们一位大学生的论文：Rémi Mathevet，
«Éléments et facteurs des *bacula* chez les euthériens. Importance
évolutionniste de la dysfonction érectile»，里昂克洛德·贝尔纳大学
"演化生物学与医学"校颁文凭论文，2019 年。

图书在版编目（CIP）数据

零号病人/(法)吕克·佩里诺著；唐恬恬译. --上海：上海文艺出版社, 2021
(新视野人文丛书)

ISBN 978-7-5321-7846-9

Ⅰ.①零… Ⅱ.①吕… ②唐… Ⅲ.①医学史－世界

Ⅳ.①R-091

中国版本图书馆CIP数据核字(2020)第248121号

著作权合同登记图字：09-2020-532

发 行 人：毕　胜

责任编辑：赵一凡

封面设计：左　雅

书　　名：零号病人

作　　者：(法) 吕克·佩里诺

译　　者：唐恬恬

出　　版：上海世纪出版集团　　上海文艺出版社

地　　址：上海绍兴路7号　200020

发　　行：上海文艺出版社发行中心发行

　　　　　上海市绍兴路50号　200020　www.ewen.co

印　　刷：杭州锦鸿数码印刷有限公司

开　　本：890×1240 1/32

印　　张：5.5

插　　页：5

字　　数：100,000

印　　次：2021年4月第1版 2021年4月第1次印刷

I S B N：978-7-5321-7846-9/C.083

定　　价：49.00元

告 读 者：如发现本书有质量问题请与印刷厂质量科联系　T:0571-88855633